RESSONÂNCIA MAGNÉTICA

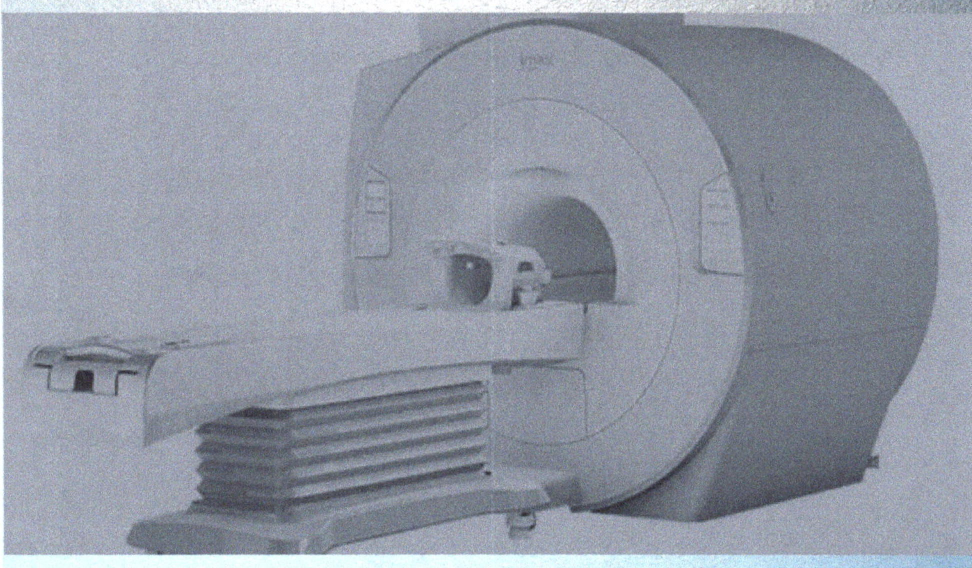

PROF. ADONY QUERUBINO DE ANDRADE SOBRINHO
BACHAREL EM BIOMEDICINA

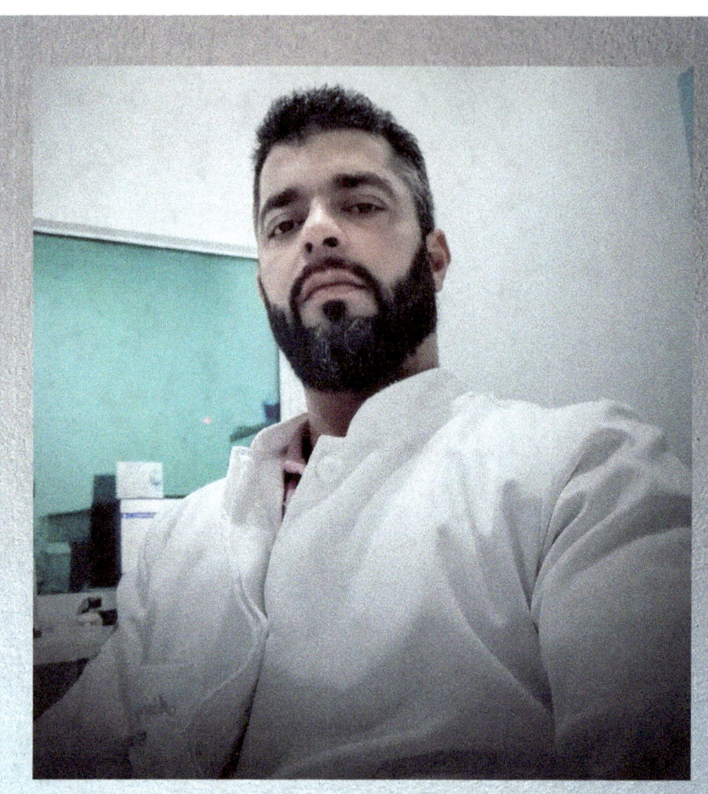

PROF. ADONY QUERUBINO DE ANDRADE SOBRINHO
BACHAREL EM BIOMEDICINA

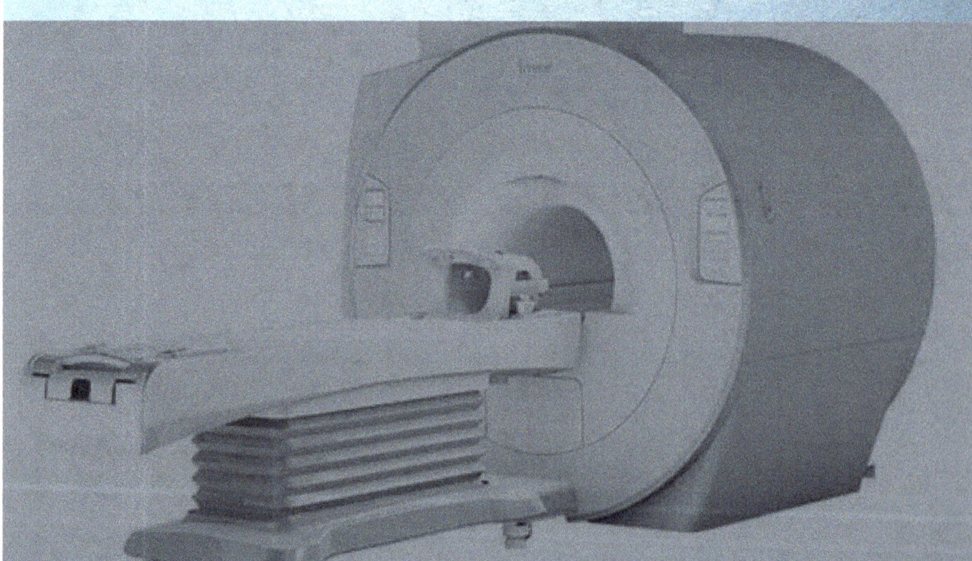

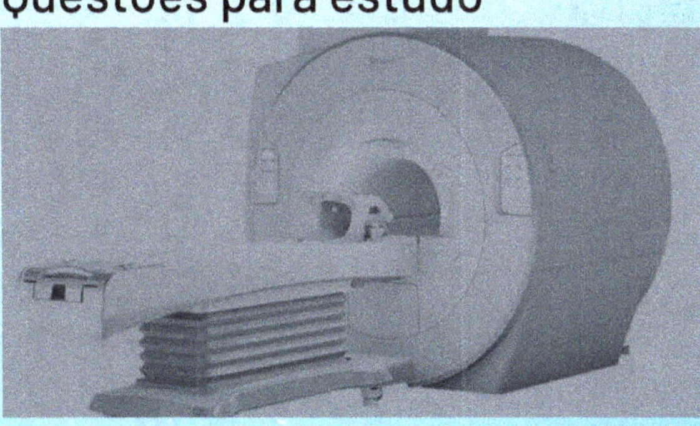

ÍNDICE

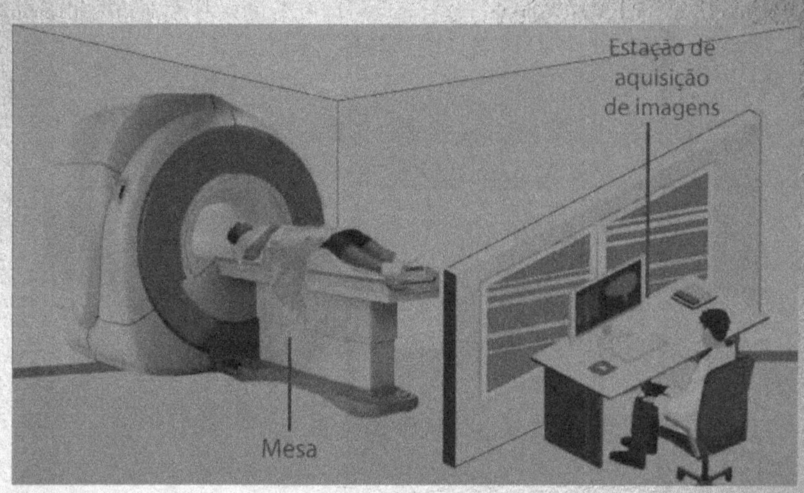

A RM é o exame que possibilita a aquisição de imagens de diferentes tipos de tecidos, órgãos e estruturas com suas diferentes densidades detalhadamente, permitindo um diagnóstico mais preciso das imagens obtidas sem o uso da radiação ionizante. A produção das imagens se dá através de ondas de radiofrequência e de um forte campo magnético.

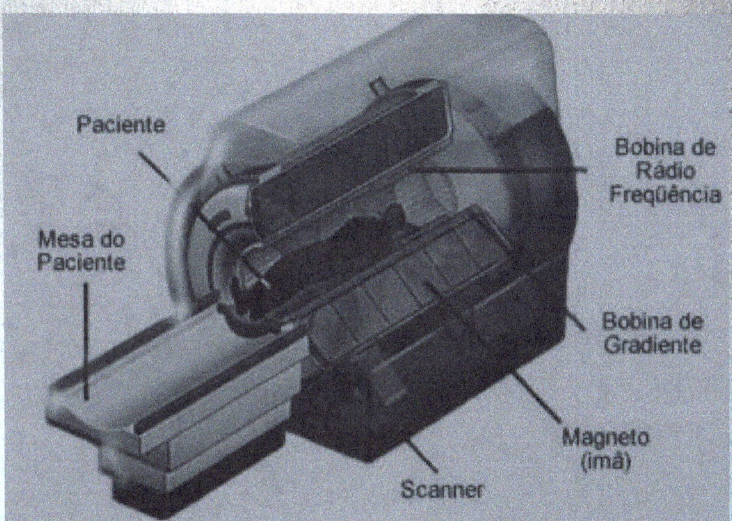

A RM é a propriedade física apresentada por núcleos de determinados elementos que, quando submetidos a um campo magnético forte e excitados por ondas de rádio na Frequência de Larmor, emitem um sinal que é captado por uma antena receptora que codifica esse (radio sinal) convertendo em imagens propicias para o diagnóstico médico.

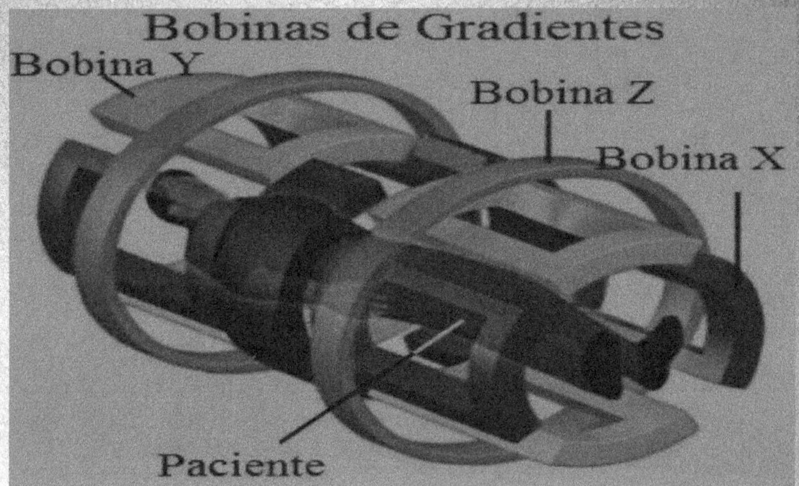

BOBINAS DE GRADIENTE: São responsáveis por mapear o sinal de ressonância magnética codificado.

Bobinas gradiente X: Ativam os cortes no plano sagital;

Bobinas gradiente Y: Ativam os cortes no plano coronal;

Bobinas gradiente Z: Ativam os cortes no plano axial

Propriedades da Ressonância Magnética

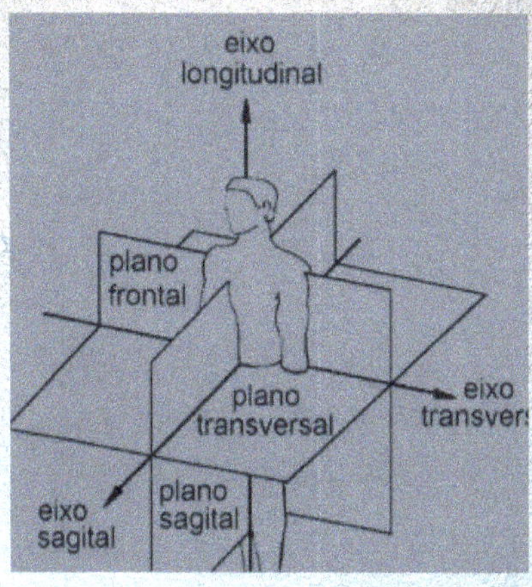

Eixo Z: Longitudinal

Eixo Y: Vertical

Eixo X: Horizontal

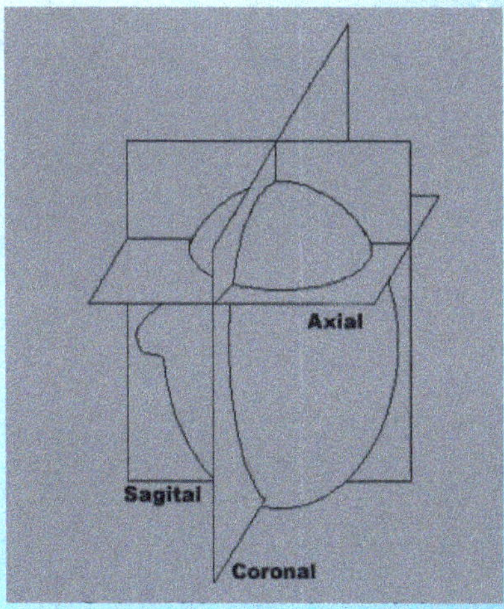

05
Propriedades da Ressonância Magnética

- As bobinas de radiofrequência transmitem e recebem o sinal do tecido através dos pulsos de RF.
- O sistema receptor de imagem converte o sinal de RF recebido da bobina de RF.

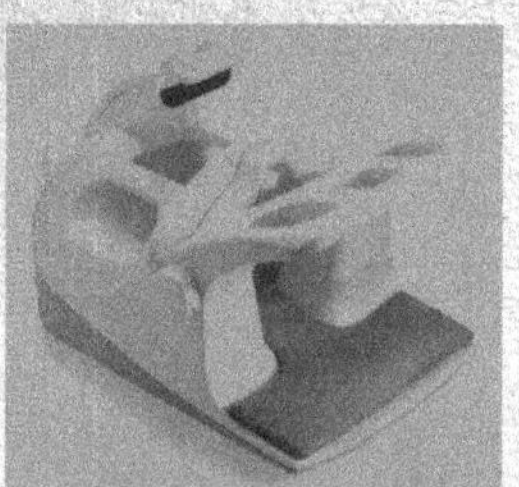

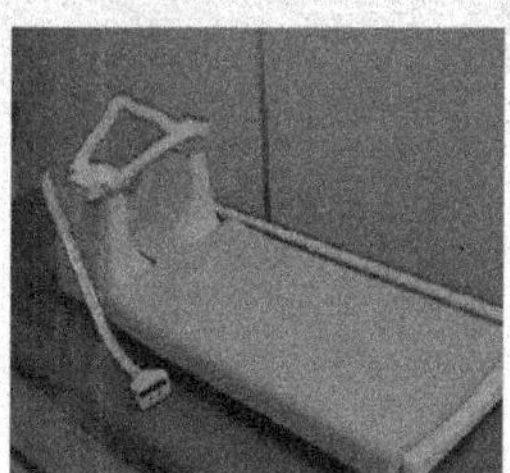

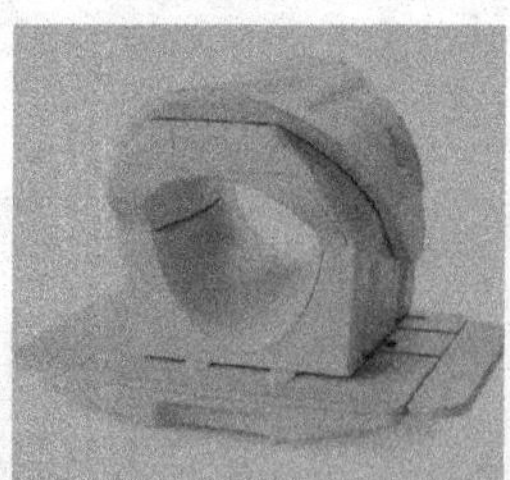

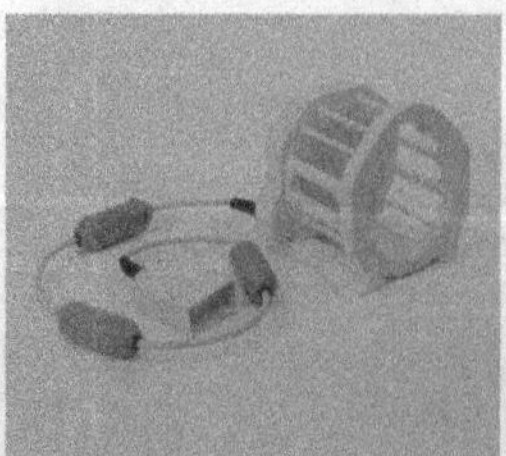

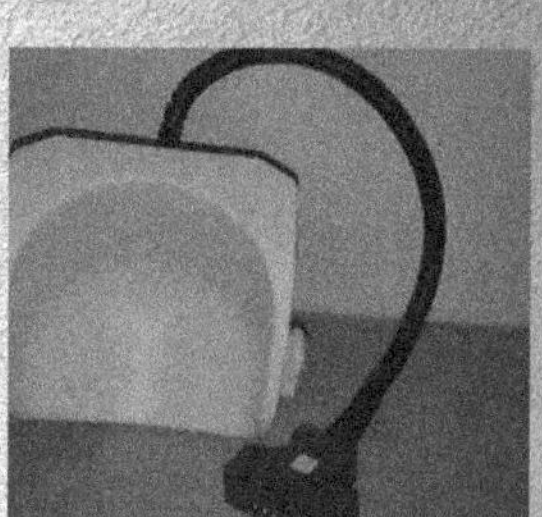

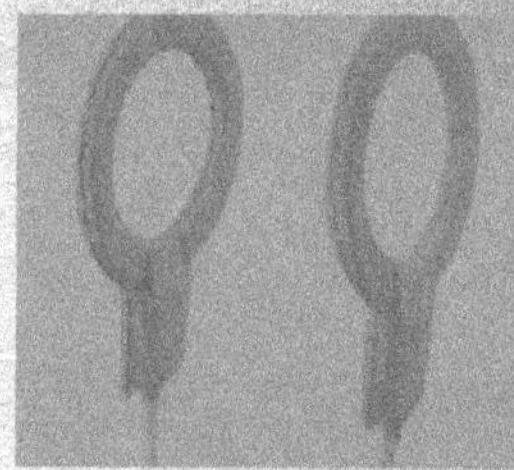

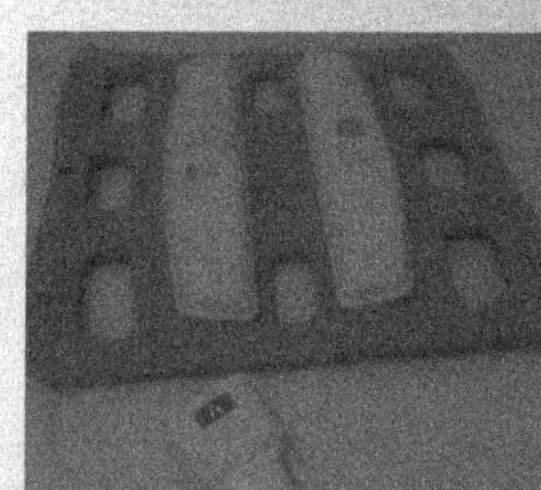

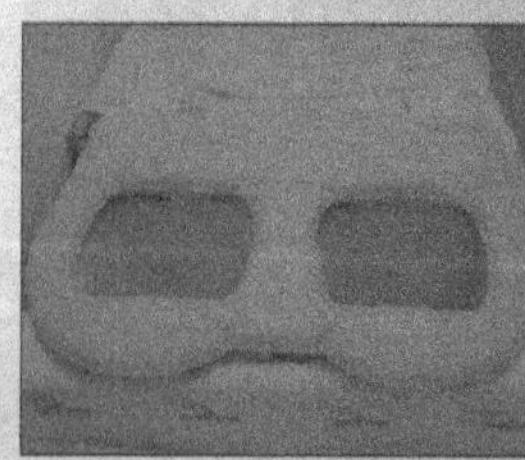

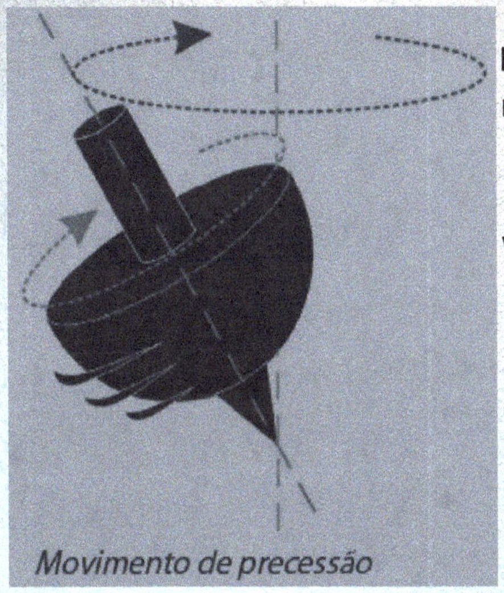

Movimento de precessão

Movimento de precessão é a mudança do eixo de rotação de um objeto. É um efeito giroscópio que pode ser visualizado nos movimentos dos pontos de referência celeste, pode ser representado pela análise vetorial das grandezas envolvidas, torque e momento angular.

Sabendo-se que o corpo de um individuo em sua maior parte é constituído por água e que a molécula da agua é formada por 2 átomos de Hidrogênio e 1 de Oxigênio, podemos afirmar que o Átomo de Hidrogênio é o elemento em maior quantidade no organismo humano.

O Átomo de Hidrogênio tem seu núcleo formado por apenas 1 próton e 1 elétron o que faz com que possua propriedade magnética que o torna um pequeno imã. Quando aplicado um campo magnético externo, há uma interação com o átomo provocando dois fenômenos essenciais para formação de imagem por RM.

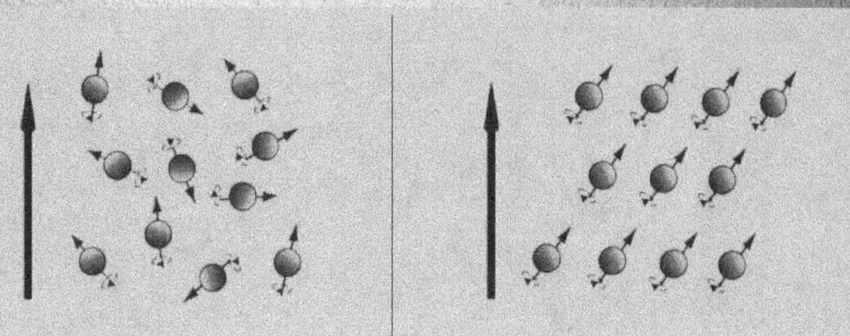

1. Alinhamento dos Átomos

O próton de hidrogênio gira em torno do seu próprio eixo criando um pequeno campo magnético. Os átomos que possuem núcleos ativos em RM são propícios a alinhar seu eixo de rotação a um campo magnético externo aplicado, devido às leis da indução eletromagnética. Esses núcleos têm carga efetiva e rotação dentro de um campo magnético, passando por um momento angular, de rotação "spin".

A imagem por ressonância magnética, passa pelo processo de alinhamento nuclear, excitação dos prótons por radiofrequência, codificação e a formação das imagens. Uma fonte de radiofrequência excita o vetor longitudinal para o plano transversal, assim, o sinal produzido é interceptado pela antena que faz a captação desse sinal de radiofrequência. O sinal de RM tem origem nos núcleos dos átomos de uma região especifica do corpo, que sofre a ação de um campo magnético homogêneo e uniforme. O hidrogênio, sódio, fósforo e carbono, são os átomos que produzem sinal na Ressonância Magnética, sendo o hidrogênio o que produz sinal em maior intensidade.

2. Excitação dos Núcleos

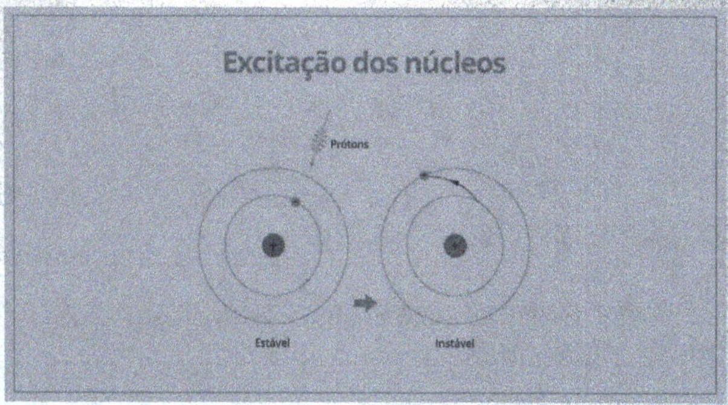

- O aparelho de RM emite uma onda eletromagnética na frequência de cada núcleo de hidrogênio mudando a direção do seu vetor de energia.

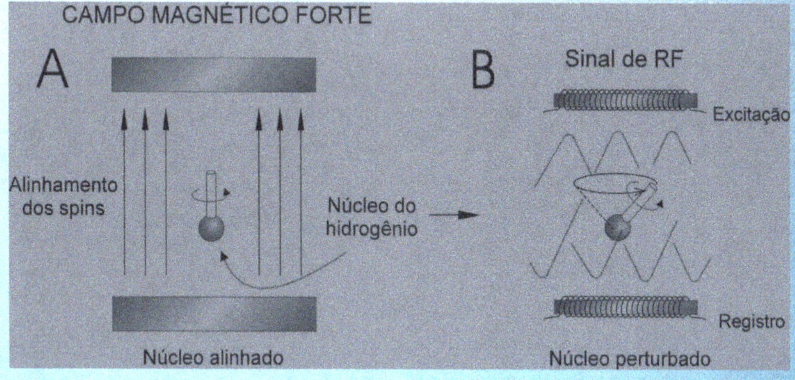

09
Física da Ressonância Magnética

PONDERAÇÕES

É o comportamento da formação da imagem anatômica e patológica em RM.

Os tecidos do corpo humano estão ponderados em (Tempo) T1 e T2, a variação desses valores de tempo promove a diferença do contraste das estruturas visualizadas na aquisição das imagens.

T1 – O contraste entre tecidos é otimizado, a gordura é hiperintensa e a água e os líquidos hipointensos.

T2 – O contraste é maior entre os tecidos, a água e os líquidos recebem mais sinal e a gordura menos sinal.

DP (Densidade Protónica): Têm diferença de sinal conforme a quantidade de protões dos tecidos, é usado um TE curto para reduzir a ponderação T2 e um TR longo para reduzir a ponderação T1.

TR: O tempo entre sucessivos pulsos de RF de 90º.

TE: Expressa o quanto de relaxamento no plano longitudinal estará presente no eco, o TR determina o quanto de magnetização longitudinal se recuperou entre continuos pulsos de 90º.

10
Principais restrições de acesso a sala de Ressonância Magnética

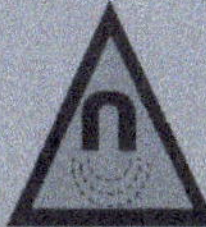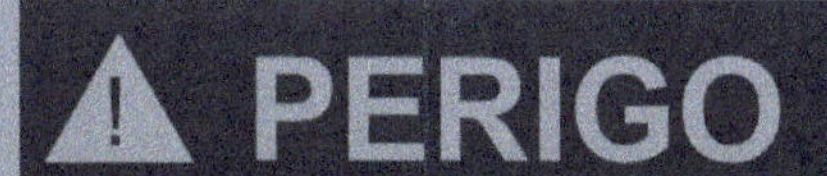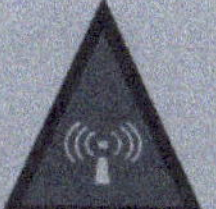

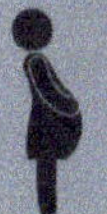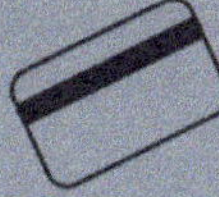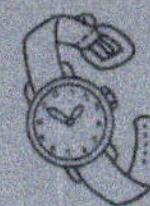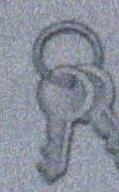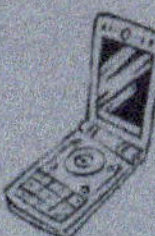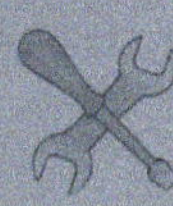

Ficha de Anamnese

- Já realizou esse tipo de exame antes?
- Já realizou algum tipo de cirurgia?
- Faz uso de alguma prótese no corpo?
- Usa Marca-Passo, Válvula Cardíaca, clips de aneurisma, stents...?
- Usa aparelho auditivo?
- Tem traqueostomia?
- Tem algum projétil de arma de fogo alojado no Corpo?
- Tem alguma doença prévia?
- Faz uso de algum medicamento controlado?
- Te algum tipo de alergia?
- Faz hemodiálise?
- Tem tatuagem ou piercings?
- Está gestante?
- Qual o peso da paciente?

Neurovascular

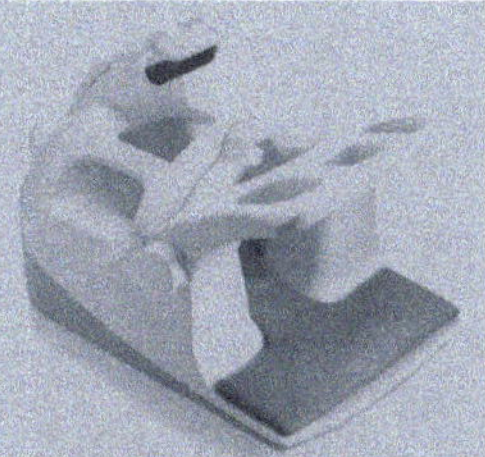

Coluna Vertebral

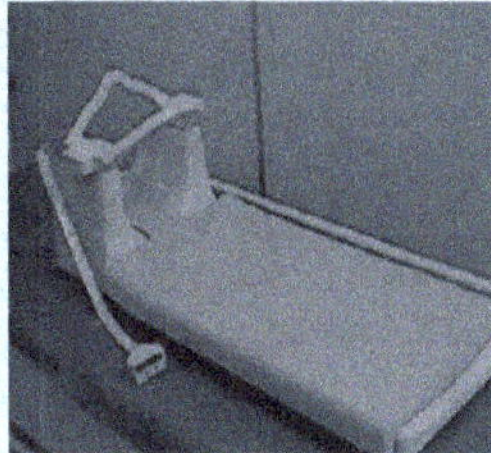

Joelho

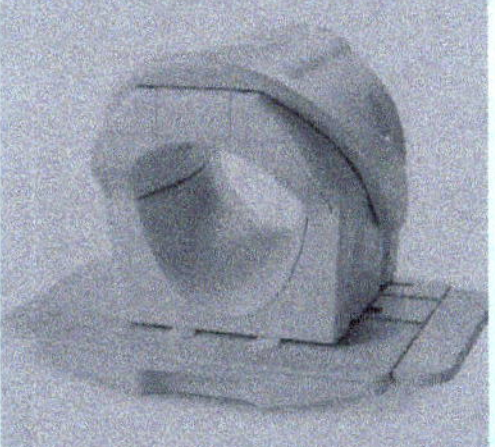

Crânio

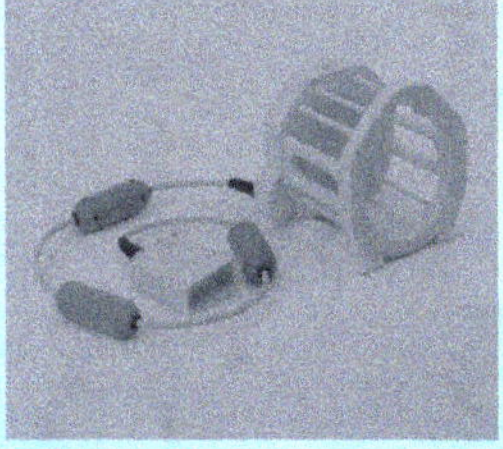

Ombro

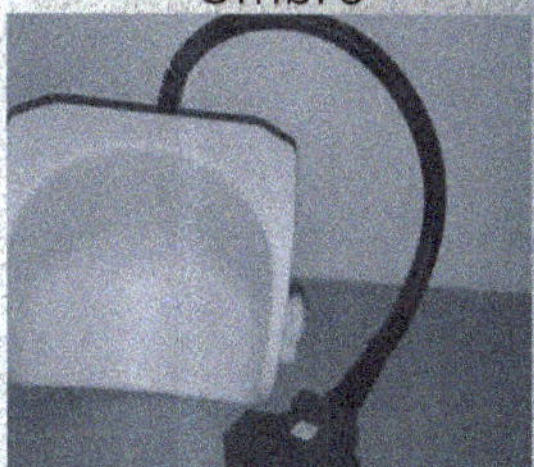

Flex

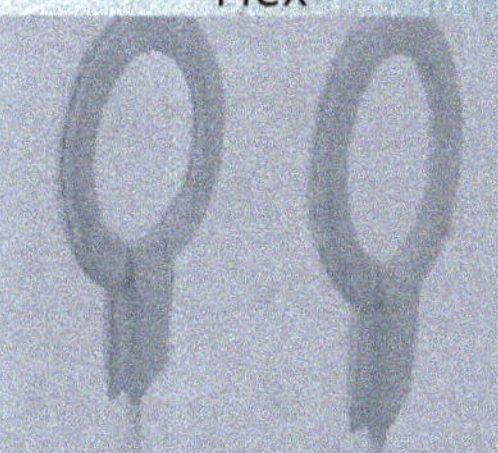

Abdome

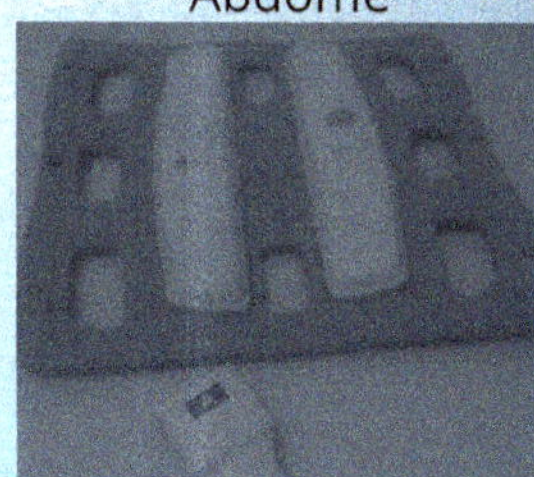

Tórax / Mama

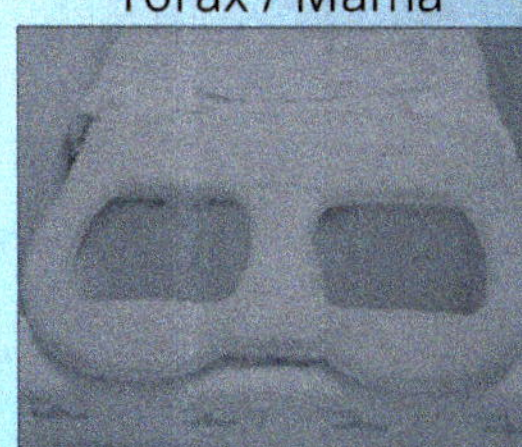

Sistema gastrointestinal

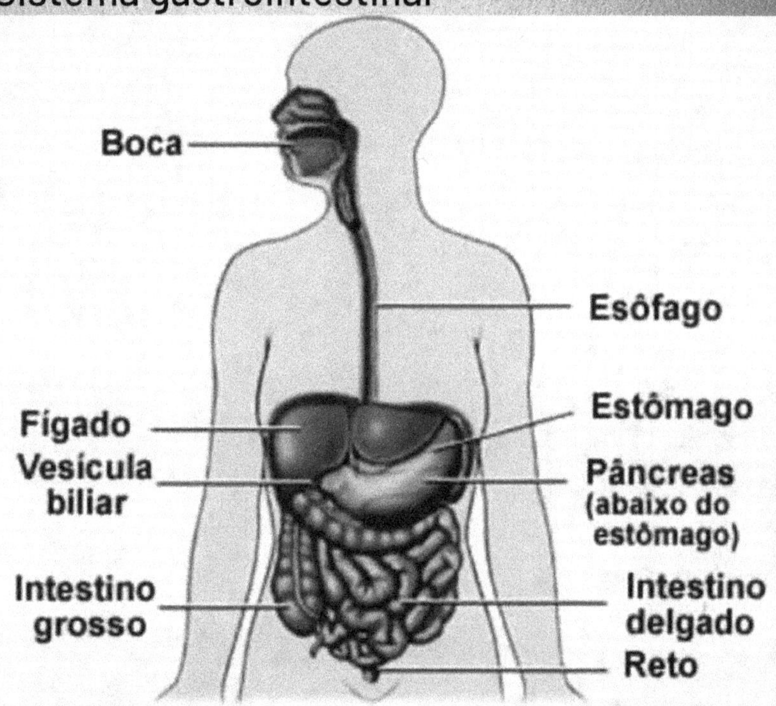

O sistema digestório é formado por órgãos que promovem a condução, processamento, absorção e eliminação dos alimentos ou bebidas consumidos.

Boca: responsável por receber o alimento e diminuir o tamanho das partículas para que possam ser digeridas.

Esôfago: responsável por conduzir os alimentos e líquidos da boca até o estômago;

Estômago: responsável pelo armazenamento temporário e digestão dos alimentos.

Intestino delgado: responsável pela maior parte da digestão e absorção dos alimentos.

Sistema gastrointestinal

Pâncreas: responsável pela produção de hormônios como insulina, glucagon e somatostatina que fazem o controle dos níveis de glicose no sangue, e enzimas como a amilase, lipase e tripsina, que auxiliam no mecanismo da digestão.

Fígado: principal órgão que auxilia na digestão de gorduras dos alimentos com a produção da bile, um suco digestivo, que processa gorduras em ácidos graxos, facilitando a absorção no intestino delgado.

Intestino grosso: é onde acontece a absorção de água e eletrólitos, sendo responsável também por armazenar o produto final da digestão por algum tempo, servindo como meio para a sintetização de bactérias de algumas vitaminas.

Reto e ânus: são responsáveis pelo controle da defecação.

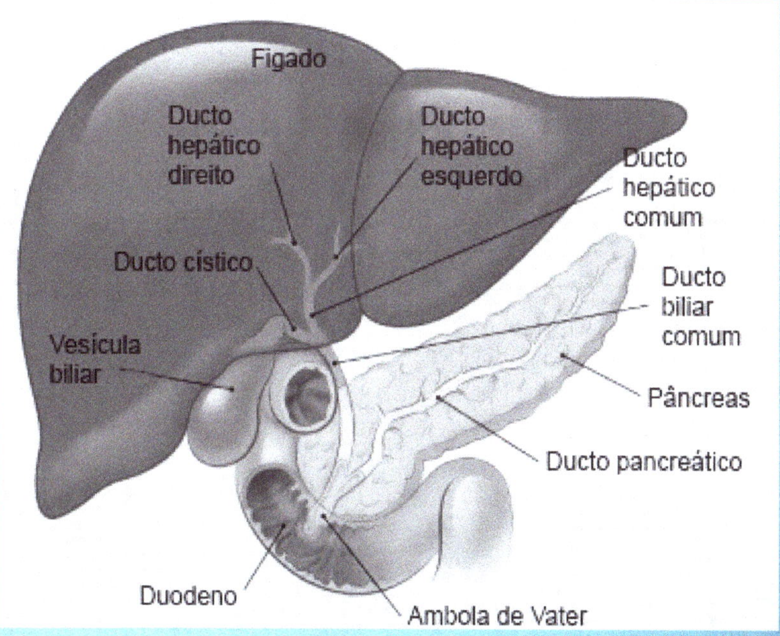

Sistema excretor

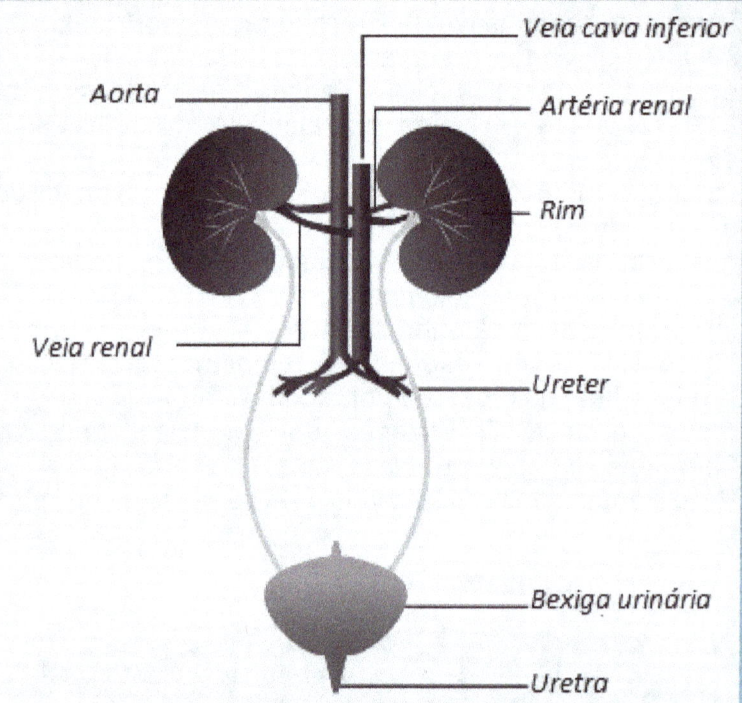

O sistema excretor é responsável por eliminar as substâncias que estiverem em excesso no corpo e os elementos tóxicos do metabolismo. Esse sistema contribui para a manutenção da homeostase através da produção da urina.

Rins: é formado por uma cápsula formada por tecido conjuntivo denso, uma região cortical e uma medular que recebem sangue da artéria renal e são drenadas pela veia renal.

Na cortical os chamados néfrons (85%). É nos néfrons que ocorre a formação da urina.

Sistema excretor

Ureteres: são tubos musculares que realizam o transporte da urina formada até a bexiga, através de movimentos peristálticos, onde é armazenada até o momento da micção.

Bexiga: é responsável por armazenar a urina até o volume suportável para que a micção aconteça.

Uretra: é o tubo responsável por conduzir a urina para fora do corpo no momento da micção. É pela uretra que o sêmen também é expelido na ejaculação. Na mulher, esse órgão está apenas para o sistema excretor.

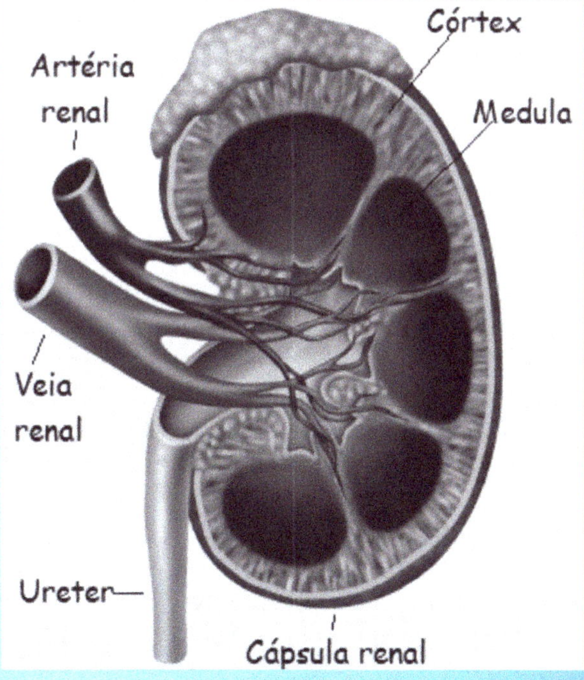

Sistema reprodutor masculino

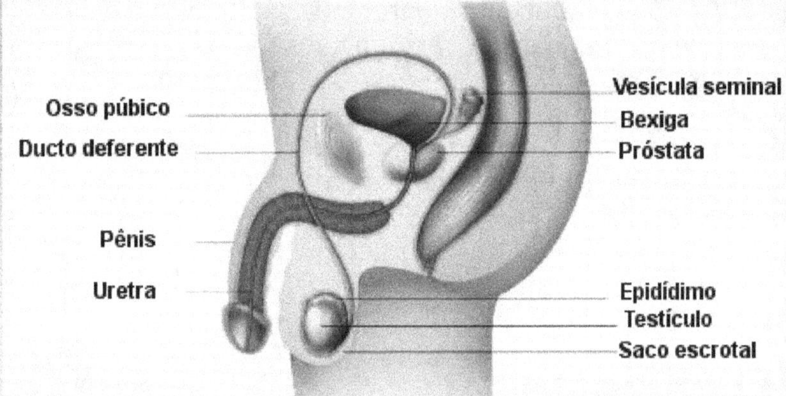

Pênis: responsável pela copulação, tecido, tendo ereção ao se encher de sangue no momento da excitação sexual.

Saco escrotal: A região onde se localiza os testículos.

2 Testículos: é a gônada masculina, onde são formados os espermatozoides. Os gametas são produzidos nos túbulos seminíferos.

Epidídimo: Onde os espermatozoides completam sua maturação e adquirem mobilidade.

Ducto deferente e ejaculatório: vaso que seguem de cada epidídimo até o ducto da vesícula seminal, formando os ductos ejaculatórios.

Uretra: Percorre o pênis, é comum ao sistema excretor e reprodutor.

Vesículas seminais: Formam cerca de 60% do sêmen. tem forte presença de frutose que garantindo energia para os espermatozoides.

Próstata: Produz uma secreção rica em enzimas. Nutriente para os espermatozoides.

Glândulas bulbouretrais: responsável por produzir uma secreção que limpa a uretra antes da ejaculação.

Sistema reprodutor feminino

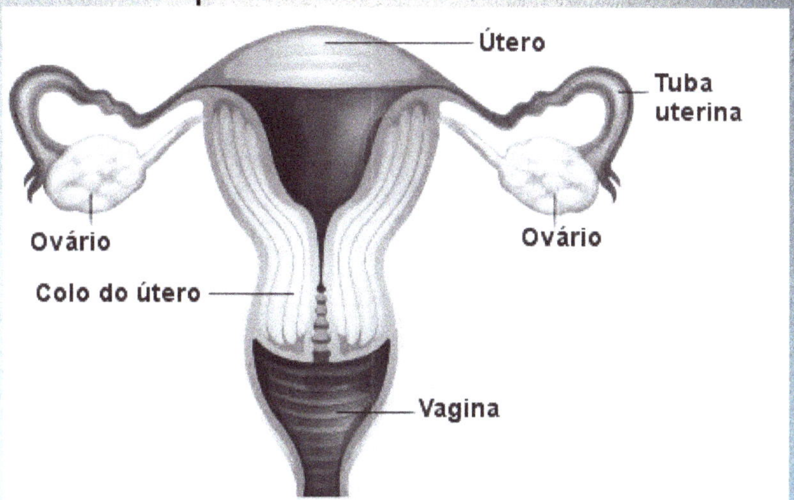

Vulva:

- Pequenos lábios: que protegem a entrada da vagina e da uretra.

- Grandes lábios: que ficam ao redor dos lábios menores e pelo clítoris, localizado acima dos lábios menores.

2 Ovários: As gônadas femininas, onde são produzidos os ovócitos.

- É nos ovários que também são produzidos os hormônios estrogênio e progesterona.

Tuba uterina: dois tubos que vão dos ovários até o útero.

Útero: órgão muscular onde o bebê se desenvolve.

Vagina: onde o pênis se insere na hora da relação sexual e é também o canal de saída do bebê na hora do parto.

Sistema circulatório

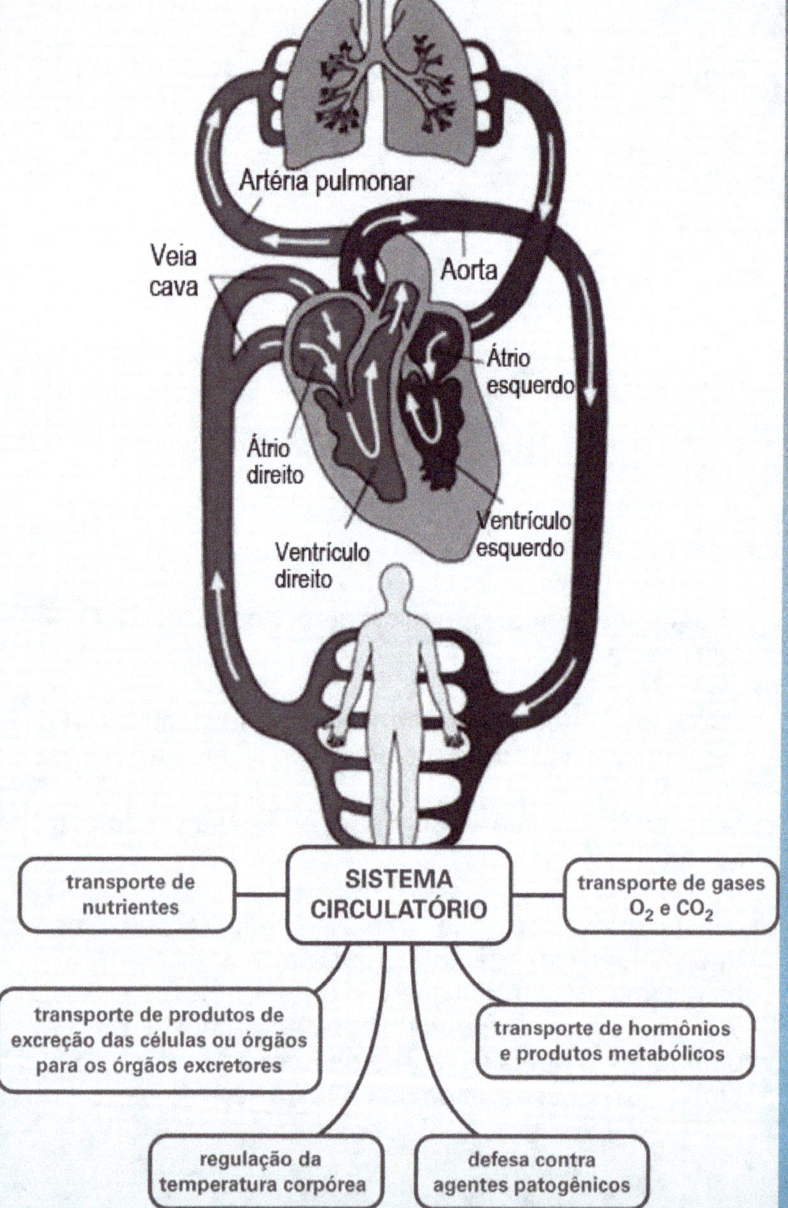

Sistema circulatório

Sistema fechado onde circulam sangue e linfa. É um sistema tubular formado por uma vasta rede de vasos de diversos tamanhos e diâmetros, que promove a comunicação entre todas as partes do corpo. É também responsável pela defesa do organismo por meio de células especializadas agindo contra substâncias estranhas e microrganismos patogênicos.

Fluxo sanguíneo

- Pequena circulação: o sangue venoso é bombeado do ventrículo direito para a artéria pulmonar, sendo direcionado para os pulmões. Nos pulmões o sangue presente nos capilares dos alvéolos absorve o oxigênio e libera o gás carbônico, assim, o sangue arterial rico em oxigênio é levado dos pulmões ao coração, através das veias pulmonares, que se ligam ao átrio esquerdo.

- Grande circulação: é o percurso do sangue que sai do coração até as demais células do corpo e retorna, em um ciclo contínuo. No coração, o sangue arterial vindo dos pulmões, é bombeado do átrio esquerdo para o ventrículo esquerdo, seguindo para a artéria aorta, que faz o transporte desse sangue para todo o corpo, ao chegar nos tecidos do corpo ocorre as trocas gasosas nos capilares absorvendo o oxigênio e liberando o gás carbônico, transformando em sangue venoso, o sangue venoso retorna ao coração e chega ao átrio direito pelas veias cavas superiores e inferiores, fechando um ciclo do sistema circulatório.

Torax

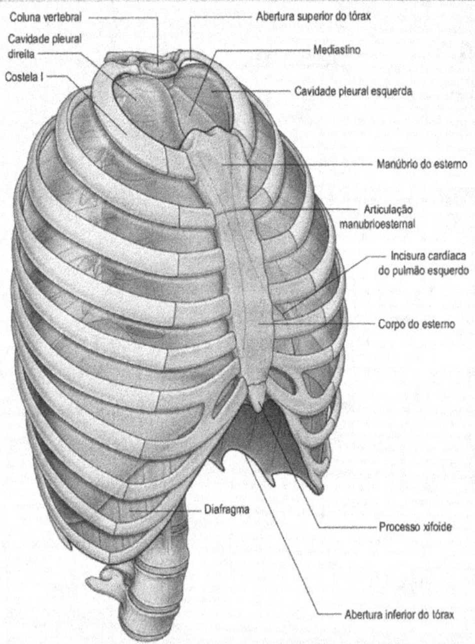

Tórax: Faz parte do esqueleto axial, é composto por doze pares de costelas, esterno, cartilagens costais, e em sua base está o diafragma que faz a divisão entre a cavidade torácica e a cavidade abdominal.

O arcabouço torácico tem como função proteger as estruturas anatômicas como o sistema cardiorrespiratório, pulmões, coração e demais estruturas vitais.

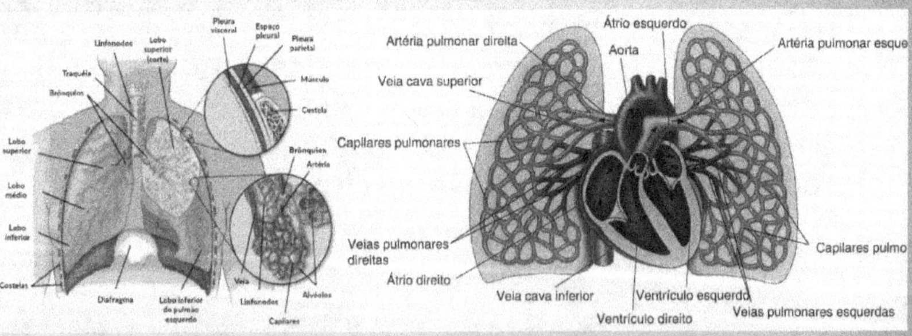

Coluna Vertebral

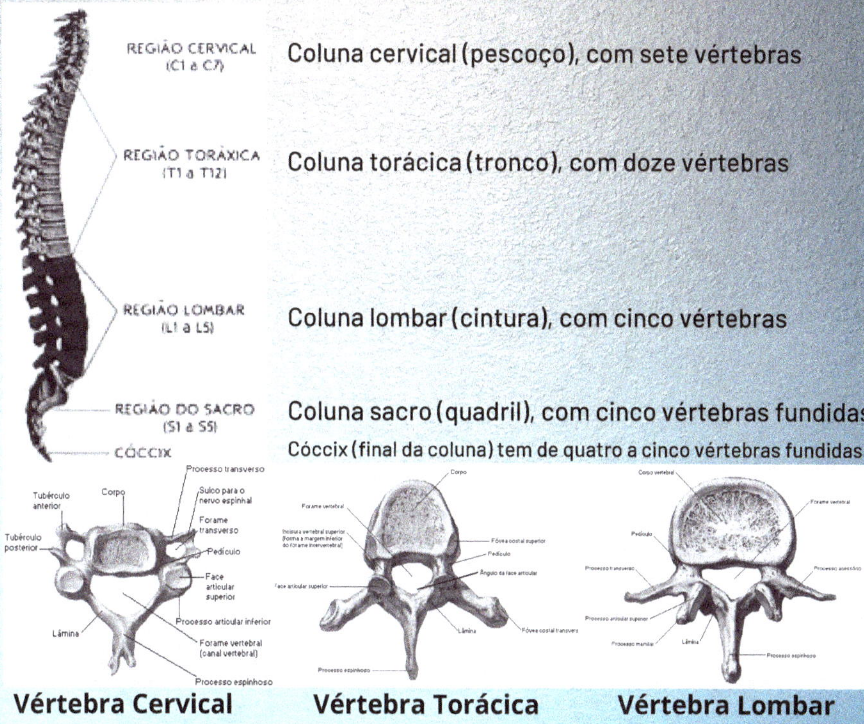

Coluna cervical (pescoço), com sete vértebras

Coluna torácica (tronco), com doze vértebras

Coluna lombar (cintura), com cinco vértebras

Coluna sacro (quadril), com cinco vértebras fundidas

Cóccix (final da coluna) tem de quatro a cinco vértebras fundidas

Vértebra Cervical **Vértebra Torácica** **Vértebra Lombar**

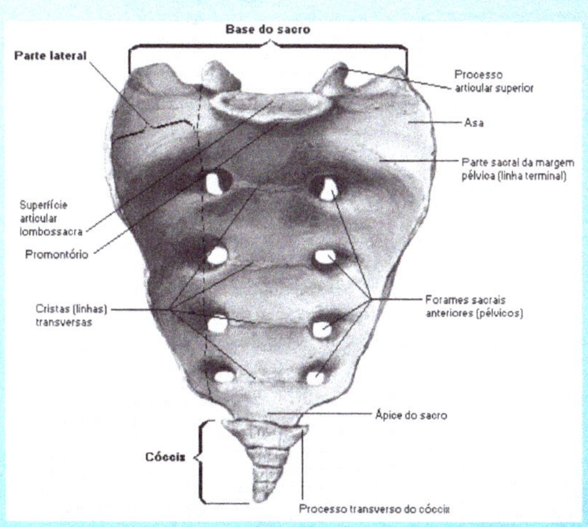

Sacro e Cóccix

Crânio - Sistema Nervoso

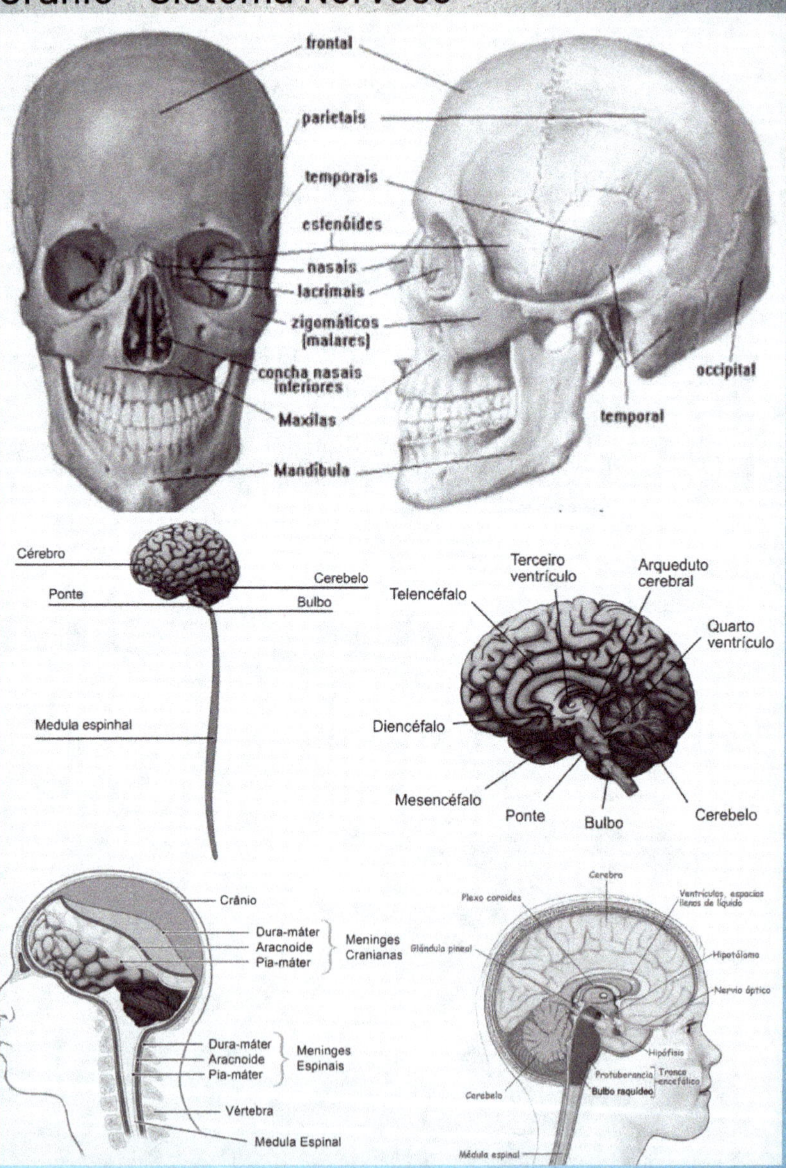

Crânio - Sistema Nervoso

O Sistema Nervoso se divide em duas partes principais, o Sistema Nervoso central (SNC) e o Sistema Nervoso Periférico (SNP).

Sistema Nervoso Central (SNC) - É formado pelo encéfalo e pela medula espinhal e são protegidos por um envoltório envolvidos de três membranas chamadas de meninges.

Encéfalo: Constituído por três órgãos principais, o cérebro, cerebelo e o tronco encefálico)

I - Cerebelo é responsável pelo comando dos movimentos do corpo e pelo equilíbrio, como também pelo tônus muscular, regulando o grau de contração dos músculos em repouso.

II - Tronco encefálico é responsável por conduzir os impulsos nervosos do cérebro para a medula espinhal e vice-versa, sendo responsável também por controlar atividades de órgãos vitais como a movimentação respiratória, os batimentos cardíacos, ações e reações como deglutição, tosse e espirros.

Medula Espinhal: É um tecido nervoso similar a um cordão localizado dentro de um cana na coluna vertebral, que se liga ao tronco encefálico na sua porção superior.

Sistema Nervoso Periférico (SNP) - É formado pelos nervos que têm origem no encéfalo e na medula espinhal. Esses nervos se dividem em nervos cranianos e raquidianos que têm a função de fazer a ligação entre o sistema nervoso centra e o resto do corpo.

Crânio – Sistema Nervoso

I - Nervos cranianos são formados por **12 pares** de nervos que saem do encéfalo com a função de transmitir mensagens sensoriais ou motoras, principalmente para a região de cabeça e pescoço.

II - Nervos Raquidianos: são formados por **31 pares** saindo da medula espinhal constituídos de neurônios sensoriais, recebendo estímulos do ambiente. e também formado por neurônios motores que direcionam impulsos do **SNC** para os músculos ou para as glândulas.

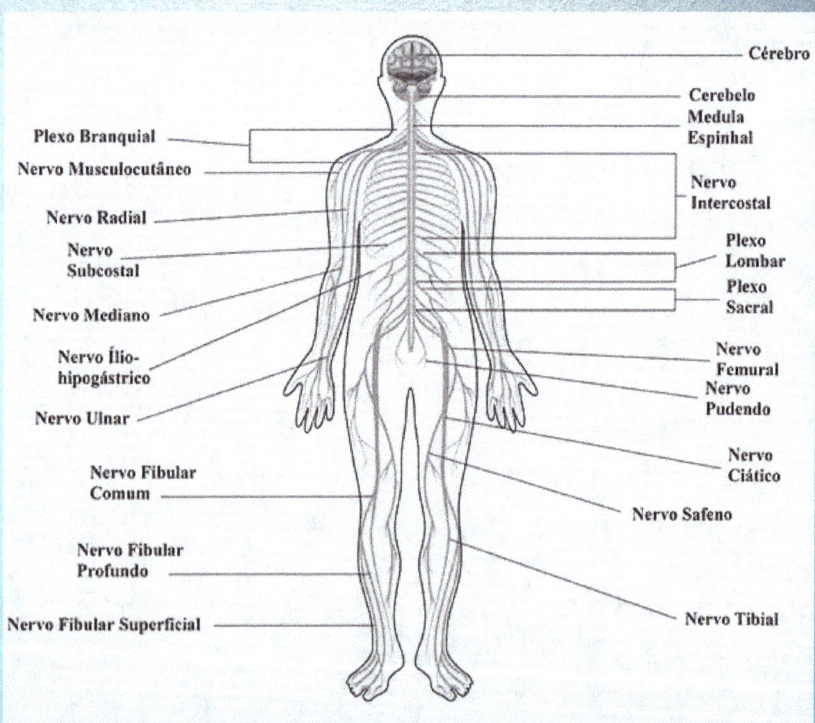

Sistema esquelético

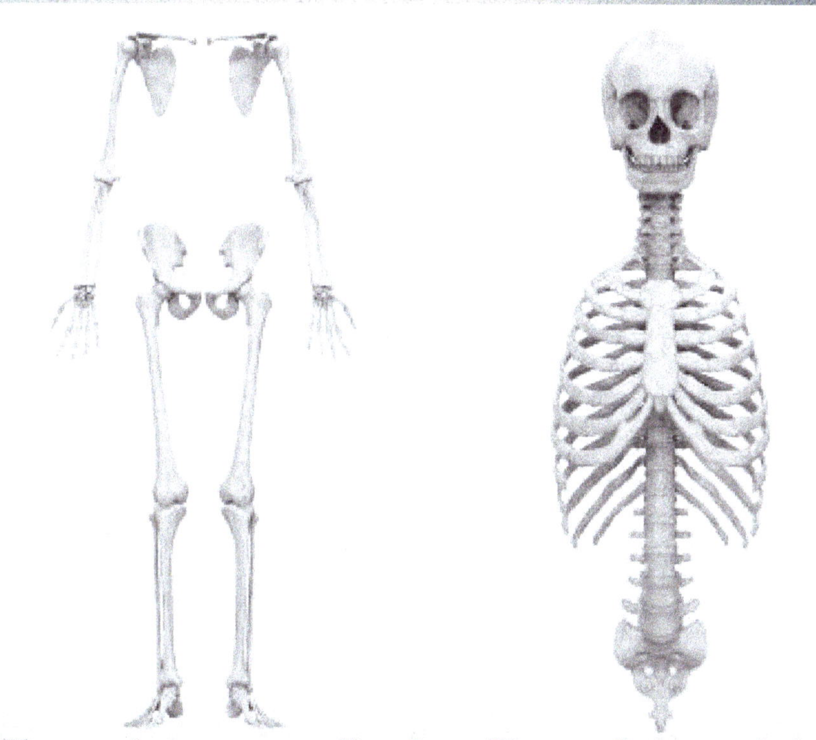

O esqueleto apendicular consiste nos ossos dos membros, incluindo aqueles que formam os cíngulos do membro superior e do membro inferior.

O esqueleto axial consiste nos ossos da cabeça (crânio), do pescoço (vértebras cervicais) e do tronco (costelas, esterno, vértebras e sacro).

Principais estruturas ósseas

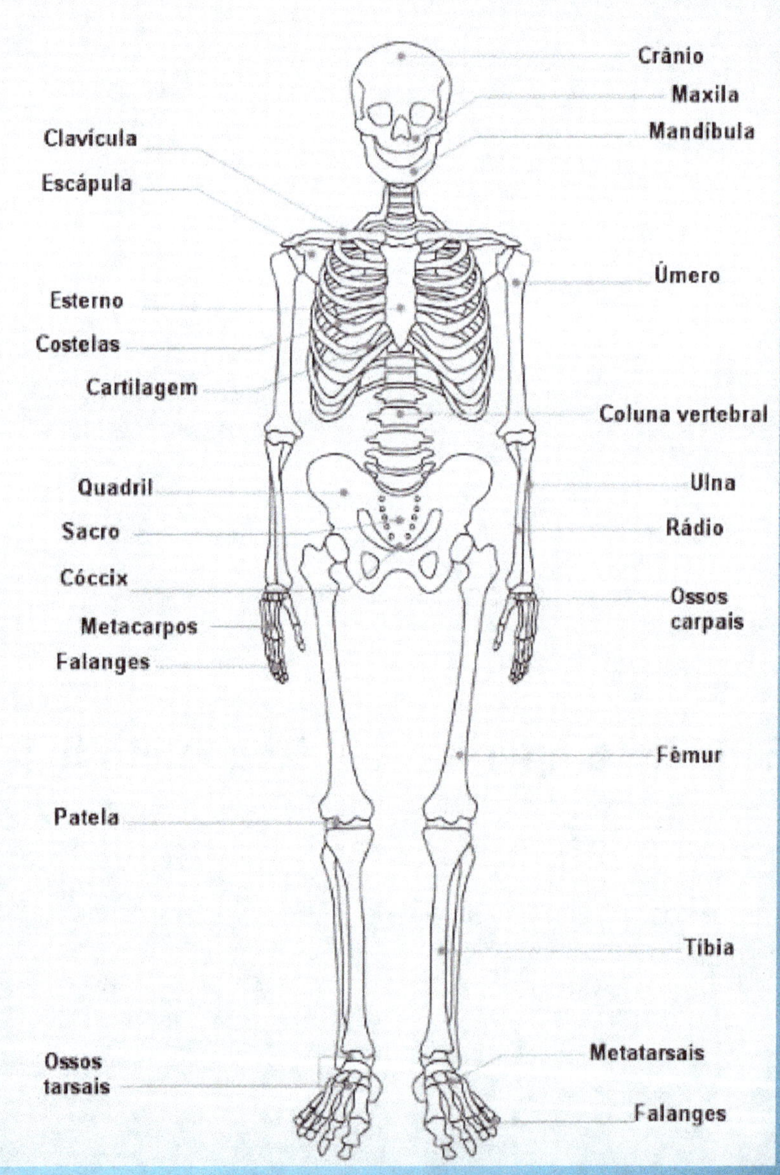

MMSS - Principais articulações ósseas

Ombro

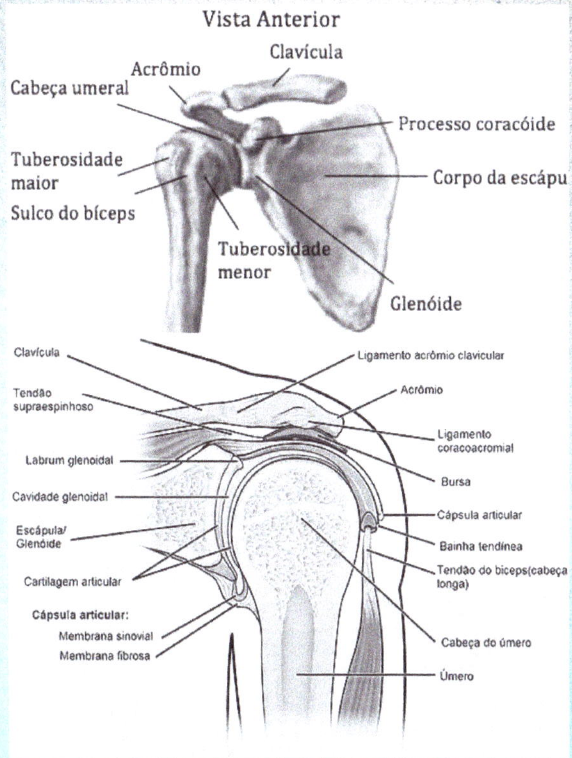

O ombro é formado pelos ossos do úmero, da escápula e clavícula, com as articulações glenoumeral, acromioclavicular, esternoclavicular e escapulotorácica. Suas várias estruturas se interligam para fornecer os movimentos articulados do membro superior bilateral.

MMSS - Principais articulações ósseas
Cotovelo

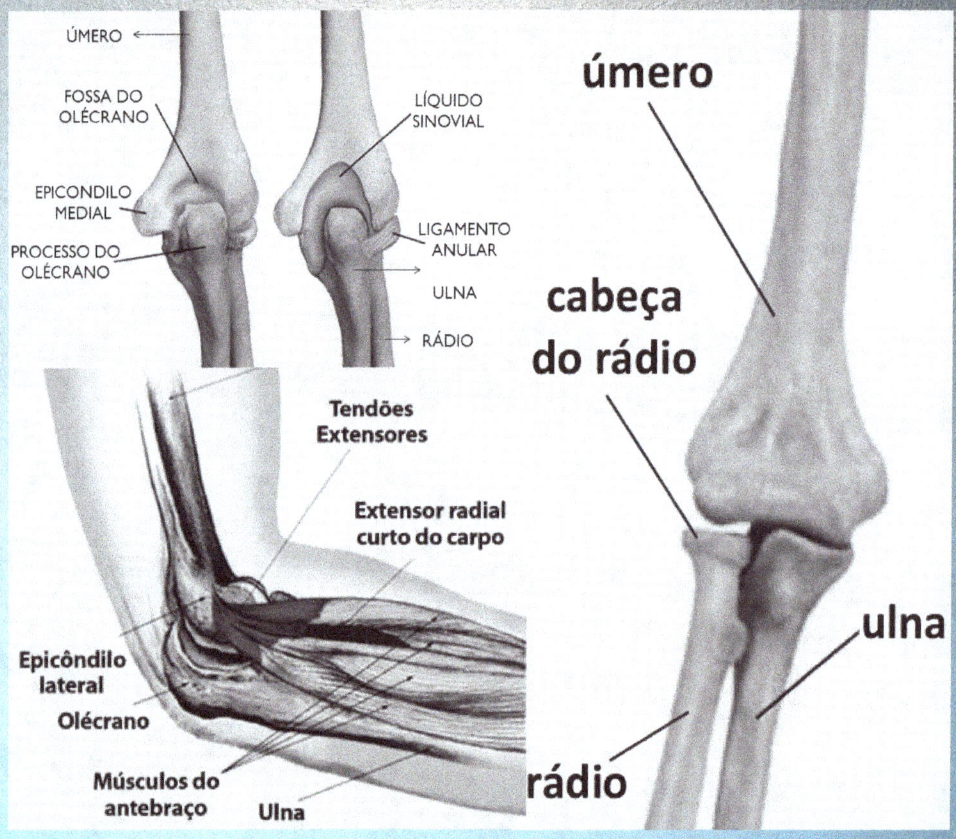

O cotovelo é uma articulação formada por três ossos, radio e ulna que compõem a porção proximal do antebraço, e o úmero que compõe a porção distal do braço , tendo como articulações principais a úmero-ulnar, que se forma entre a tróclea do úmero e a incisura troclear da ulna, úmero-radial, entre o capítulo do úmero e a cabeça do rádio e rádio-ulnar proximal, formada pela cabeça do rádio e a incisura radial da ulna.

MMSS - Principais articulações ósseas
Punho

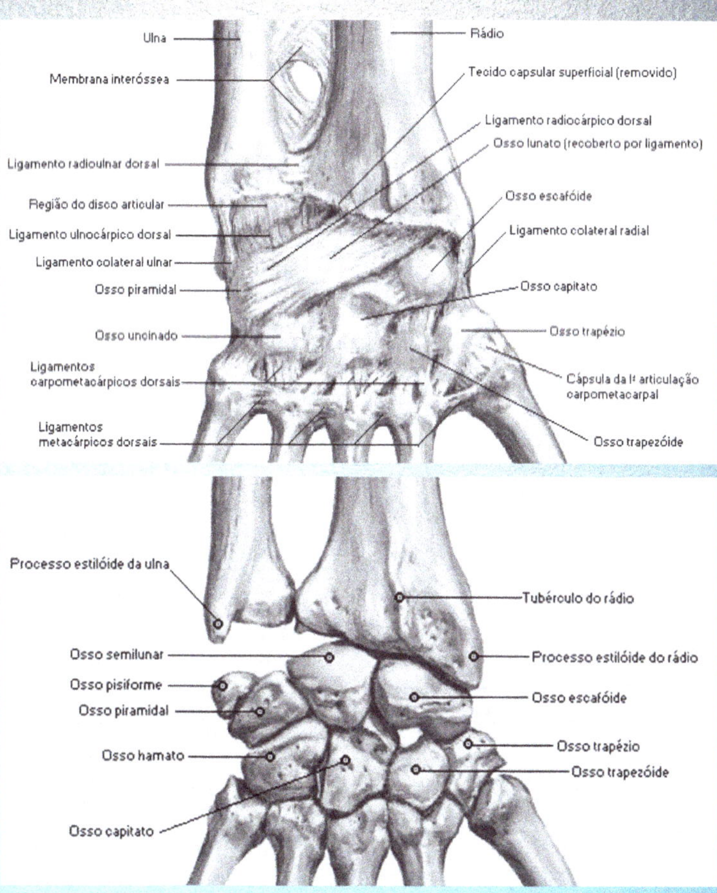

- Rádio e ulna distais
- 5 metacarpos proximais
- 8 ossos do carpo, dispostos em 2 fileiras:
- Fileira proximal (lateral para medial): escafoide, semilunar, piramidal e pisiforme
- Fileira distal (lateral para medial): trapézio, trapézio, capitato e hamato

MMII - Principais articulações ósseas
Quadril

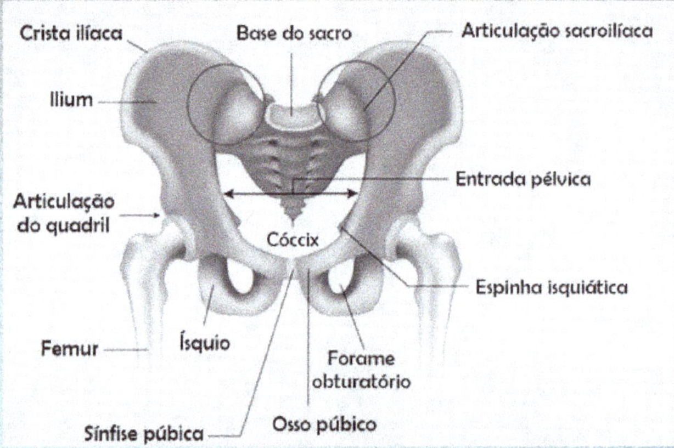

Articulação coxomerural

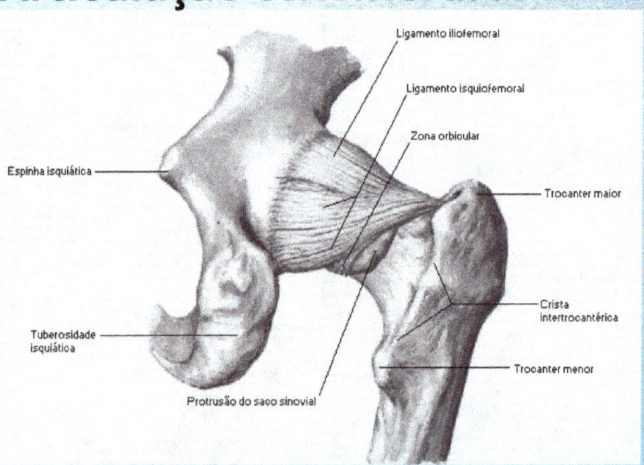

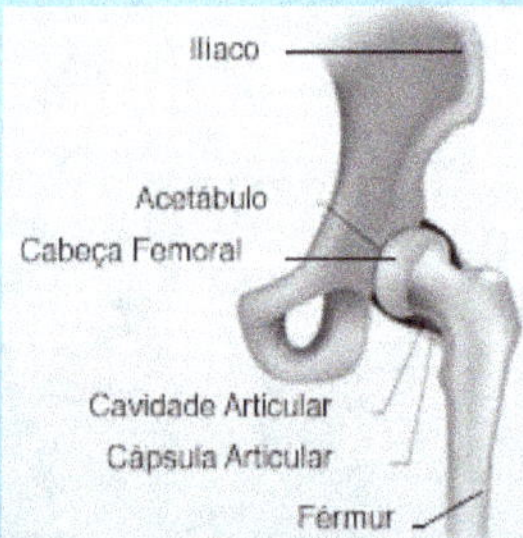

A articulação coxofemoral é uma articulação sinovial esferoide, em que a cabeça do fêmur se articula com o acetábulo do quadril (articulação coxofemural).

MMII - Principais articulações ósseas
Joelho

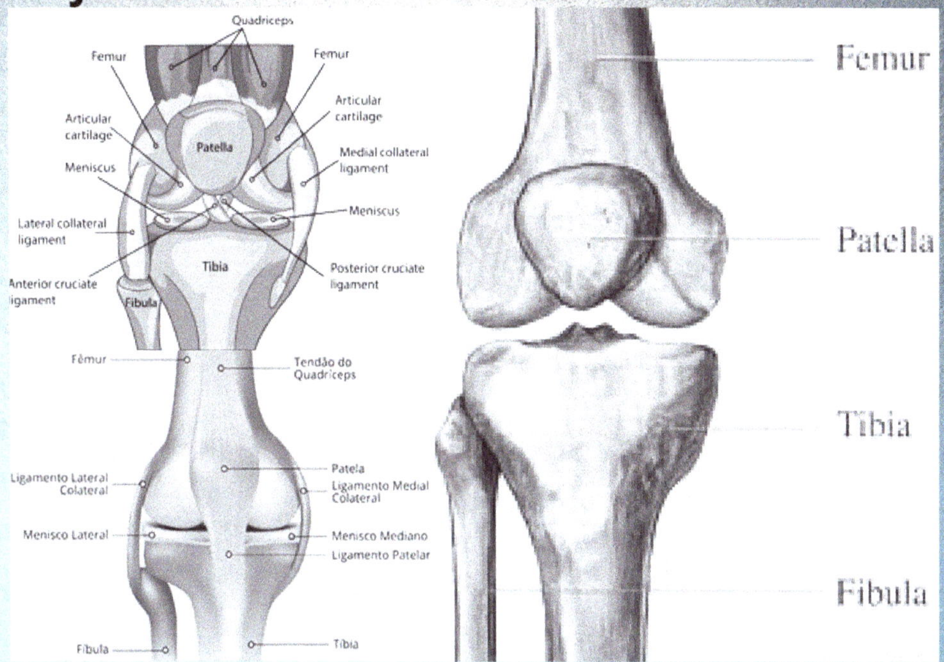

- A articulação do joelho é uma articulação sinovial formada pelo o fêmur, tíbia e a patela, constituida pelas articulações tibiofemoral (tíbia e fêmur) e patelofemoral (patela e fêmur).

Ligamentos do joelho
- Cruzado anterior (LCA)
- Cruzado posterior (LCP)
- Colateral Medial (LCM)
- Colateral Lateral (LCL)

MMII - Principais articulações ósseas
Tornozelo

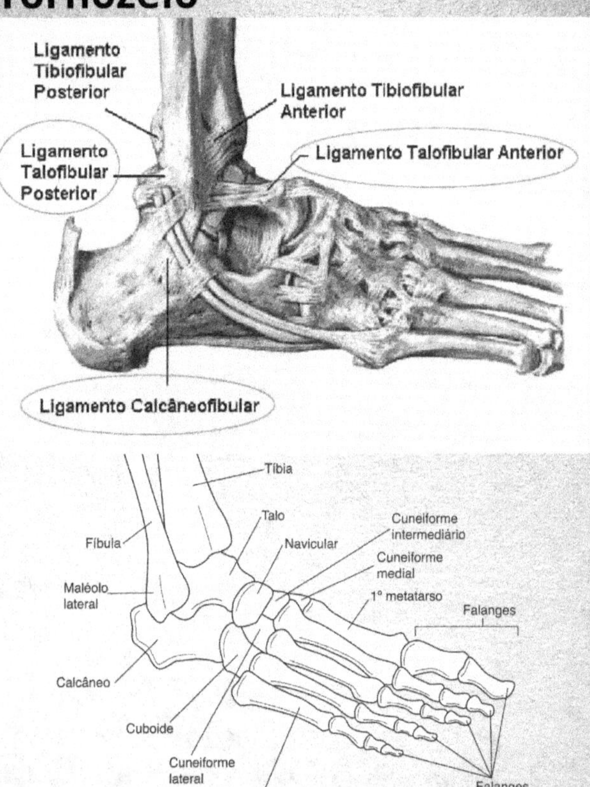

Principais ligamentos do tornozelo
- Deltoide (o ligamento medial forte)
- Talofibular anterior e posterior (ligamentos laterais)
- Calcaneofibular (ligamentos laterais)

Ossos do tarso é a porção proximal do pé.
Essa porção do pé se articula com a tíbia e a fíbula.
Formado por 7 ossos:
- tálus, calcâneo, cuboide, navicular e três cuneiformes (medial, intermédio, lateral), sendo que somente o tálus se articula com os ossos da perna.

MMSS - Extremidade
Mãos

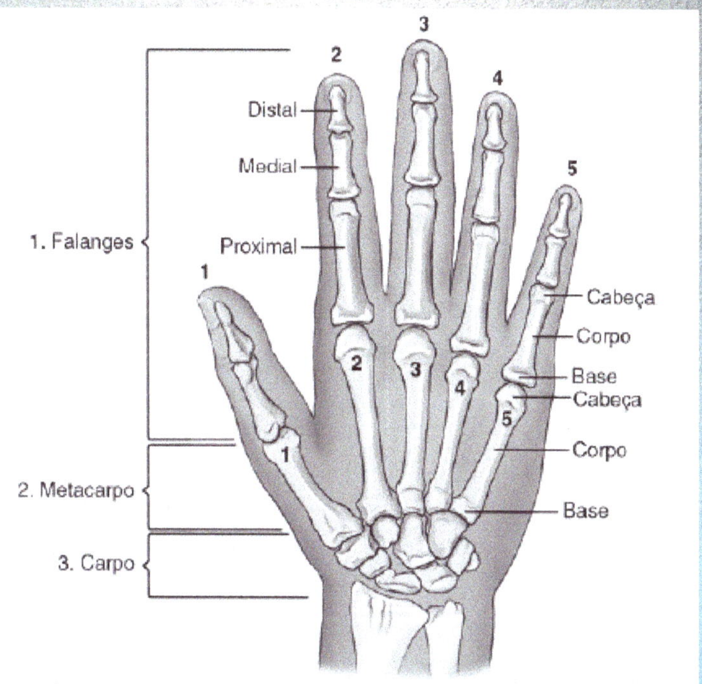

MMII - Extremidade
Pés

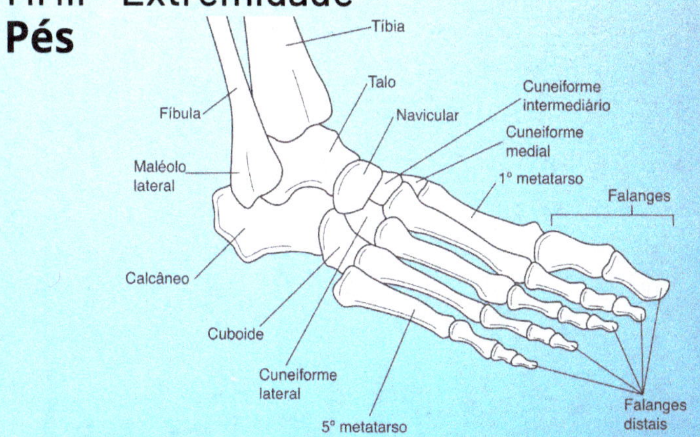

Planos anatômicos

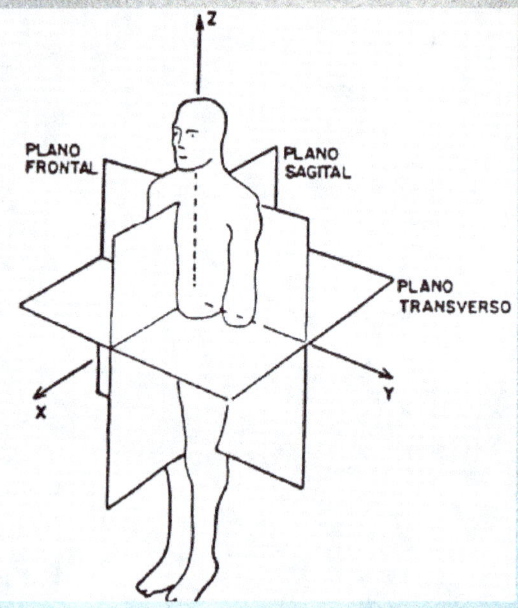

- **Bobinas gradiente X: Ativam os cortes no pano sagital;**
- **Bobinas gradiente Y: Ativam os cortes no plano coronal;**
- **Bobinas gradiente Z: Ativam os cortes no plano axial;**
- Plano Frontal (CORONAL) divide o corpo ao meio entre as vistas anterior e posterior da estrutura anatômica em sua posição de estudo.
- Plano Transverso (AXIAL) divide o corpo ao meio entre as vistas superior e inferior da estrutura anatômica em sua posição de estudo.
- Plano Sagital divide o corpo ao meio entre as vistas laterais direita e esquerda da estrutura anatômica em sua posição de estudo.

Posicionamento anatômico em RM

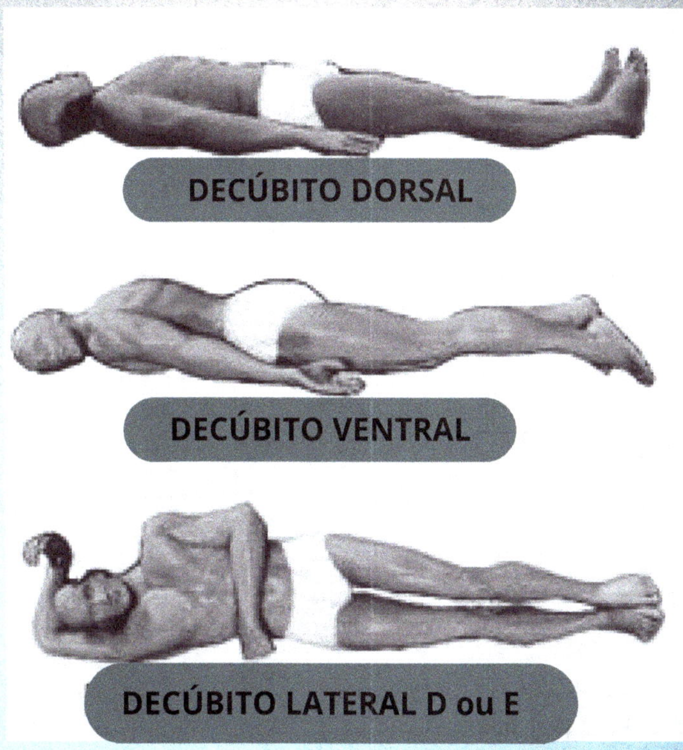

A posição do paciente no aparelho de RM muda de acordo com a estrutura anatômica a ser estudada e a bobina que será utilizada para a aquisição das imagens, sendo assim, o paciente poderá ser posicionado na condição mais indicada ou ideal para o estudo definido, podendo ficar em qualquer um dos decúbitos apresentados acima com o crânio voltado para dentro ou para fora do aparelho a depender da porção anatômica estudada e do protocolo escolhido para a realização do exame.

Principais exames realizados

CRÂNIO	SEQUÊNCIAS	PARÂMETROS
	SAGITAL FLAIR	Slice 5mm X Gap 1mm
	AXIAL FLAIR	Slice 5mm X Gap 1mm
	AXIAL T2	
	AXIAL DIFUSÃO	
	AXIAL T1	
	CORONAL FLAR	Slice 3mm X Gap 0,3 mm
	CORONAL FLAIR HIPOCAMPO	
	CORONAL STIR HIPOCAMPO	
	SAGITAL T1 VOL	Volumétrico
	AXIAL T1 PRÉ CONT.	Slice 5mm X Gap 1mm
	AXIAL T1 CONTRASTE	Slice 5mm X Gap 1mm
	SAGITAL T1 VOL CONTRASTE	Volumétrico

38

Protocolos de exames

Principais exames realizados

CRÂNIO ANGIO-RM ARTERIAL VENOSA	SEQUÊNCIAS	PARÂMETROS
	SAGITAL FLAIR	Slice 5mm X Gap 1mm
	AXIAL FLAIR	Slice 5mm X Gap 1mm
	AXIAL T2	
	AXIAL DIFUSÃO	
	SAGITAL T1 VOL	Volumétrico
	AXIAL T1 PRÉ CONT.	Slice 5mm X Gap 1mm
	ARTERIAL 3D-TOF	Volumétrico
	VENOSA CONT (DINÂMICO)	Volumétrico
	AXIAL T1 CONTRASTE	Slice 5mm X Gap 1mm

Protocolos de exames

Principais exames realizados

CRÂNIO HIPÓFISE	SEQUÊNCIAS	PARÂMETROS
	SAGITAL FLAIR **CRÂNIO**	Slice 5mm X Gap 1mm
	AXIAL FLAIR **CRÂNIO**	Slice 5mm X Gap 1mm
	AXIAL T2 **CRÂNIO**	
	SAGITAL T1 FS HIPÓF.	Slice 2,5mm X Gap 0,3mm
	CORONAL T1 HIPÓF.	
	CORONAL T2 HIPÓF.	
	CORONAL T1 DINÂMICO (CONT.) HIPÓF.	
	SAGITAL T1 FS CONTRASTE HIPÓF.	
	CORONAL T1 CONTRASTE HIPÓF.	

Principais exames realizados

SEIOS DA FACE FACE	SEQUENCIAS	PARÂMETROS
	SAGITAL T1	
	CORONAL T1	
	CORONAL T2 STIR	
	AXIAL T2 STIR	Slice 3,5mm X Gap 0,3mm (LOCALIZADAS)
	AXIAL T2	
	AXIAL T1 FS PRÉ CONT.	
	AXIAL T1 FS CONT.	
	CORONAL T1 FS CONTRASTE	

Principais exames realizados

ÓRBITAS	SEQUÊNCIAS	PARÂMETROS
	SAGITAL FLAIR CRÂNIO	Slice 5mm X Gap 1mm
	AXIAL FLAIR CRÂNIO	
	CORONAL T1	Slice 3mm X Gap 0,3 mm (LOCALIZADAS)
	CORONAL T2	
	CORONAL T2 STIR	
	AXIAL T1	
	AXIAL T2	
	AXIAL T2 STIR	
	AXIAL DIFUSÃO	
	SAGITAL T2	
	CORONAL T1 FS PRÉ CONT.	
	CORONAL T1 FS CONTRASTE	
	AXIAL T1 FS CONTRASTE	

Principais exames realizados

OUVIDOS	SEQUÊNCIAS	PARÂMETROS
	SAGITAL FLAIR CRÂNIO	Slice 5mm X Gap 1mm
	AXIAL FLAIR CRÂNIO	
	CORONAL T1	Slice 2mm X Gap 0,2mm (LOCALIZADAS)
	CORONAL T2	
	AXIAL T1	
	AXIAL T2	
	AXIAL T2 FIESTA	
	AXIAL DIFUSÃO	
	AXIAL FLAIR VOLUMÉTRICO	
	CORONAL T1 FS PRÉ CONT.	
	CORONAL T1 FS CONTRASTE	
	AXIAL T1 FS CONTRASTE	

Principais exames realizados

ARTICULAÇÃO TEMPOROMADIBULAR (ATM)	SEQUÊNCIAS	PARÂMETROS
	SAGITAL FLAIR CRÂNIO	Slice 5mm X Gap 1mm
	AXIAL FLAIR CRÂNIO	
	AXIAL T1 BOCAFECHADA	Slice 2,5mm X Gap 0,2mm (LOCALIZADAS)
	CORONAL T2 BOCA FECHADA	
	SAGITAL DP BOCA FECHADA	
	SAGITAL T2 BOCA FECHADA	
	SAGITAL DINÂMICO **4** ESTÁGIOS **BOCA FECHADA LEVEMENTE ABERTA ABERTA ABERTURA MÁXIMA**	
	SAGITAL DP BOCA ABERTA	
	SAGITAL T2 BOCA ABERTA	

Principais exames realizados

PESCOÇO	SEQUÊNCIAS	PARÂMETROS
	SAGITAL T2	
	AXIAL T2 STIR	
	AXIAL DIFUSÃO	
	AXIAL T1 PRE CONTRASTE	Slice 3,5mm X Gap 0,3 mm
	AXIAL T1 CONTRASTE	
	CORONAL T1 CONTRASTE	
	SAGITAL T1 CONTRASTE	

ANGIO-RM CARÓTIDAS VERTEBRAIS	SEQUÊNCIAS	PARÂMETROS
	SAGITAL T2	Slice 3mm X Gap 0,3mm
	AXIAL T1	
	CORONAL T1	
	ARTERIAL CONTRASTE	VOLUMÉTRICO DINÂMICO
	AXIAL T1 CONTRASTE	Slice 3mm X Gap 0,3mm

45
Protocolos de exames

Principais exames realizados

COLUNA CERVICAL	SEQUÊNCIAS	PARÂMETROS
	CORONAL T2	
	SAGITAL T1	
	SAGITAL T2	
	SAGITAL T2 STIR	Slice 3,5mm X Gap 0,3mm
	AXIAL T2	
	AXIAL mFFE	

COLUNA TORÁCICA	SEQUÊNCIAS	PARÂMETROS
	CORONAL T2 ESCOLIOSE	
	SAGITAL T1	
	SAGITAL T2	
	SAGITAL T2 STIR	Slice 4mm X Gap 0,4mm
	AXIAL T2	
	AXIAL mFFE	

Principais exames realizados

COLUNA LOMBAR	SEQUÊNCIAS	PARÂMETROS
	CORONAL T2 ESCOLIOSE	Slice 4mm X Gap 0,4mm
	SAGITAL T1	
	SAGITAL T2	
	SAGITAL T2 STIR	
	AXIAL T2 DISCO	
	AXIAL BLOCO	ADICIONAL Slice 3mm X Gap 0,3mm

SACRO ILÍACAS	SEQUÊNCIAS	PARÂMETROS
	SAGITAL T2 STIR	Slice 4mm X Gap 0,4mm
	CORONAL T2 STIR	
	CORONAL T1	
	AXIAL T2	
	AXIAL T1	

47

Principais exames realizados

OMBRO	SEQUÊNCIAS	PARÂMETROS
	AXIAL T2 STIR	
	SAGITAL T1	
	SAGITAL T2 STIR	
	CORONAL T1	Slice 3,5mm X Gap 0,3mm
	CORONAL T2 STIR	
	AXIAL DP FS	
	AXIAL VOLUMÉTRICO	

COTOVELO	SEQUÊNCIAS	PARÂMETROS
	AXIAL T2 STIR	
	SAGITAL T1	
	SAGITAL T2 STIR	
	CORONAL T1	Slice 3,5mm X Gap 0,3mm
	CORONAL T2 STIR	
	AXIAL DP FS	
	AXIAL T1	

Principais exames realizados

PUNHO	SEQUÊNCIAS	PARÂMETROS
	AXIAL T2 STIR	
	SAGITAL T1	
	SAGITAL T2 STIR	
	CORONAL T1	Slice 3mm X Gap 0,3mm
	CORONAL T2 STIR	
	AXIAL DP FS	
	AXIAL T1	

BACIA	SEQUÊNCIAS	PARÂMETROS
	CORONAL T2 STIR	
	CORONAL T1	
	AXIAL T2 STIR	
	AXIAL T1	Slice 3mm X Gap 0,3mm
	SAGITAL T2 STIR DIREITO	
	SAGITAL T2 STIR ESQUERDO	

49
Protocolos de exames

Principais exames realizados

QUADRIL (D) ou (E)	SEQUÊNCIAS	PARÂMETROS
	CORONAL T2 STIR UNILATERAL	Slice 3,5mm X Gap 0,3mm
	CORONAL T1 UNILATERAL	
	AXIAL T2 STIR UNILATERAL	
	AXIAL T1 UNILATERAL	
	SAGITAL (T2) DP FS UNILATRAL	
	OBLIQUA (T2) DP FS UNILATERAL	

JOELHO	SEQUÊNCIAS	PARÂMETROS
	SAGITAL DP TSE	Slice 2,5mm X Gap 0,3mm
	SAGITAL T2 SPAIR	
	CORONAL T1	Slice 3,5mm X Gap 0,3mm
	CORONAL DP SPAIR	
	AXIAL T2 SPAIR	
	CORONAL T2 LCA	Slice 2mm X Gap 0,2mm
	AXIAL T2 PAIR PATELA	Slice 3mm X Gap 0,3mm

50

Protocolos de exames

Principais exames realizados

TORNOZELO	SEQUÊNCIAS	PARÂMETROS
	SAGITAL DP TSE	
	SAGITAL T2 SPAIR	
	CORONAL T1	Slice 3,5mm X Gap 0,3mm
	CORONAL DP SPAIR	
	AXIAL T2 SPAIR	
	AXIAL T1	
	AXIAL T2 SPAIR OBL - CALCÂNEO	Slice 3mm X Gap 0,3mm

PÉ	SEQUÊNCIAS	PARÂMETROS
	SAGITAL DP TSE	
	SAGITAL T2 SPAIR	
	CORONAL T1	Slice 3mm X Gap 0,3mm
	CORONAL DP SPAIR	
	AXIAL T2 SPAIR	
	AXIAL T1	

51
Protocolos de exames

Principais exames realizados

MÃO	SEQUÊNCIAS	PARÂMETROS
	SAGITAL DP TSE	
	SAGITAL T2 SPAIR	
	CORONAL T1	
	CORONAL DP SPAIR	Slice 3mm X Gap 0,3mm
	AXIAL T2 SPAIR	
	AXIAL T1	

Principais exames realizados

ABDOME SUPERIOR	SEQUÊNCIAS	PARÂMETROS
	CORONAL T2 TSE	Slice 7mm X Gap 0,7mm
	AXIAL T2 SPAIR	
	AXIAL T2W TSE 160	
	AXIAL T2W TSE 80	
	AXIAL BTFE FS LIVRE	
	AXIAL T2W TSE SPAIR	
	DUAL - IN|OUT	
	DIFUSÃO	
	AXIAL DINÂMICO	PRÉ CONT ARTERIAL (DINÂMICO)
	PORTAL	Slice 7mm X Gap 0,7mm
	CORONAL CONT.	
	AXIAL TARDIO	

Principais exames realizados

COLANGIO RM	SEQUÊNCIAS	PARÂMETROS
	CORONAL T2 TSE	Slice 7mm X Gap 0,7mm
	AXIAL T2 SPAIR	
	AXIAL T2W TSE 160	
	AXIAL T2W TSE SPAIR	
	DUAL - IN|OUT	
	DIFUSÃO	
	COLANGIO RADIAL	Slice: 3D 1mm | 2D 5mm
	COLANGIO 3D	

PELVE ROTINA	SEQUÊNCIAS	PARÂMETROS
	SAGITAL T2	Slice 4mm X Gap 0,4mm
	CORONAL T2	
	CORONAL T1	
	AXIAL T2	
	AXIAL T1	
	DIFUSÃO	
	AXIALTHRIVE PRE	
	AXIAL THRIVE CONTRASTE	

54

Programação dos exames

IDENTIFICAÇÃO DAS IMAGENS

- **Imagens ponderadas em T1:**

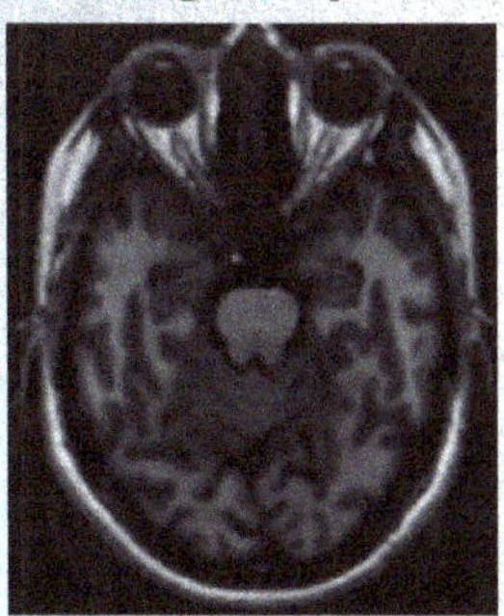

1. Gordura brilhando (branca);
2. Alta intensidade de sinal;
3. Água e líquidos aparecem escuros;
4. Visualização adequada da anatomia de tecidos moles e gordura;

- **Imagens ponderadas em T2:**

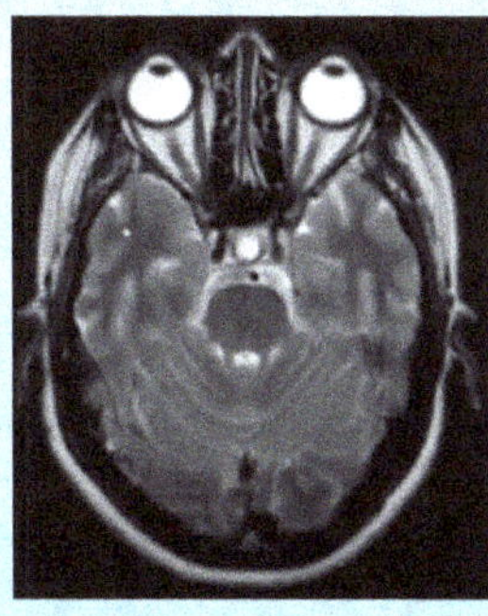

1. Gordura aparece escura;
2. Baixa intensidade de sinal;
3. Água e líquidos aparecem brilhando (branca);
4. Visualização adequadamente líquidos e patologias;

CONTRASTE

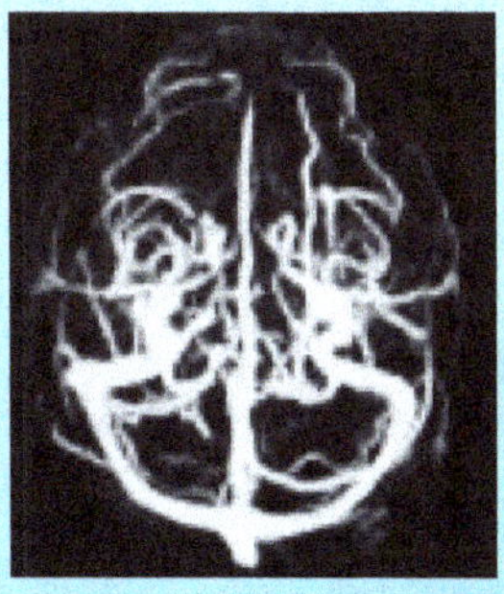

1. É utilizado para destacar as estruturas vasculares e para contribuir no diagnóstico caracterizando melhor lesões, inflamações e tumores.
2. Derivado do Gadolínio: possui características magnéticas que alteram o tempo de relaxamento dos prótons.

55

Crânio

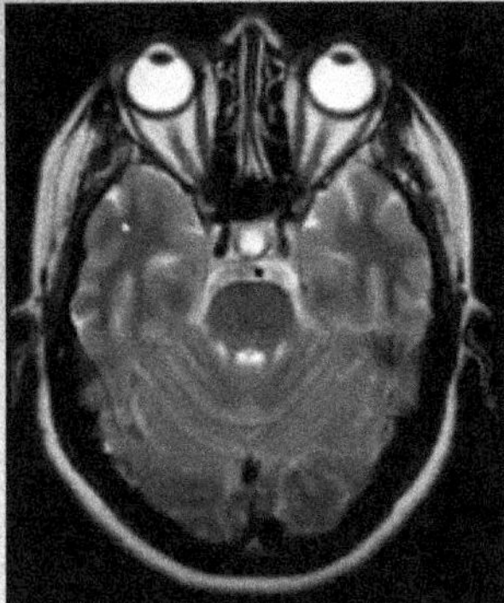

- Enxaqueca ou dor de cabeça
- Vertigens e tonturas
- Convulsões
- Alterações motoras
- Problemas de coordenação motora
- Náuseas e vômitos sem causa aparente
- Diplopia
- Movimentos involuntários dos olhos
- Fraqueza muscular
- Problemas de memória
- Alterações sensitivas
- Distúrbios emocionais

56

Indicações clínicas para a RM

Pelve

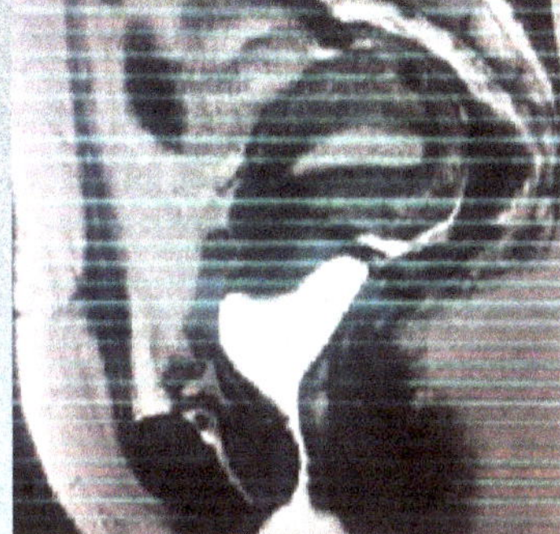

- Tomografia ou USG pélvica inconclusiva
- Possíveis inflamações e infecções
- Dor pélvica, constipação, sangramento etc
- Disfunção do movimento pélvico
- Cistos no ovário, incluindo a síndrome dos ovários policísticos
- Miomas uterinos
- Endometriose
- Tumores benignos ou malignos para homens e mulheres
- Hiperplasia benigna ou maligna da próstata em homens
- Câncer em trechos do reto, bexiga, entre outros órgãos
- Avaliação do progresso após tratamento para o câncer fazendo o controle de possíveis recidivas

57

Abdome superior

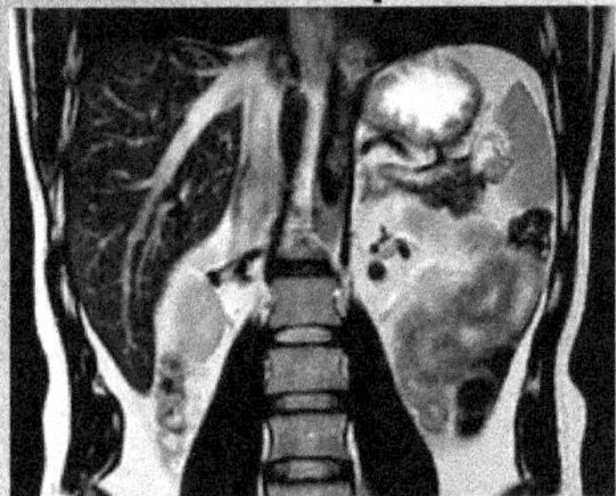

- Por sintomas como vômitos, cólicas, constipação sangramento dentre outras
- Lesões e traumas abdominais
- Patologias hepáticas de vesícula e pâncreas
- Inflamações
- Fístulas e abscessos no intestino
- Tumores benignos e malignos
- Apendicite
- Diverticulite

Coluna vertebral

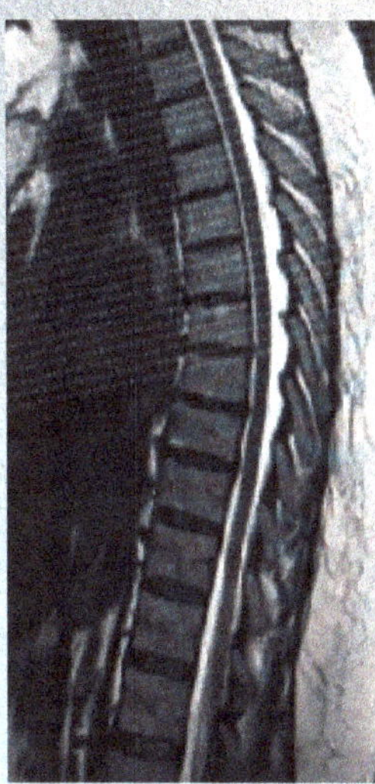

- Hérnia de disco
- Artrose lombar
- Desvio na coluna
- Deslizamentos das vértebras
- Dor nas costas
- Dores que irradiam para os MMSS e MMII
- Formigamento
- Dormência na região
- Perda súbita de força
- Suspeita de tumor benigno ou de câncer
- Edemas ou protusões
- Compressão dos discos vertebrais
- Lesão ou distensão muscular.

Articulações de membros superiores e inferiores (MMSS / MMII)

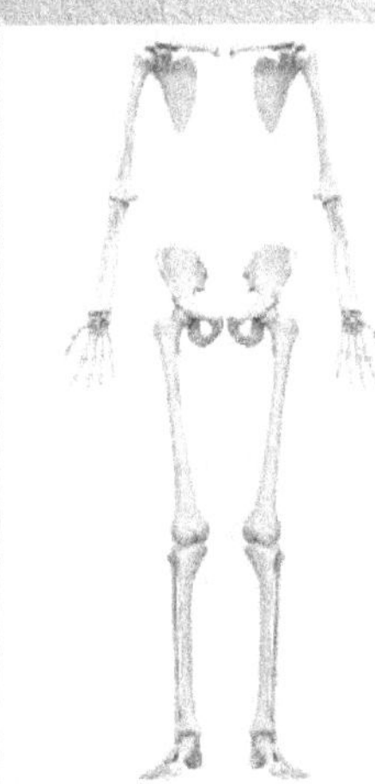

- Dores inespecíficas
- Fraturas
- Lesões de ligamentos
- Tendinites
- Bursites
- Artrose
- Instabilidades
- Cisto de Baker
- Sinovite
- Tumores benignos ou malignos
- Dentre outros

ANGIO-RM

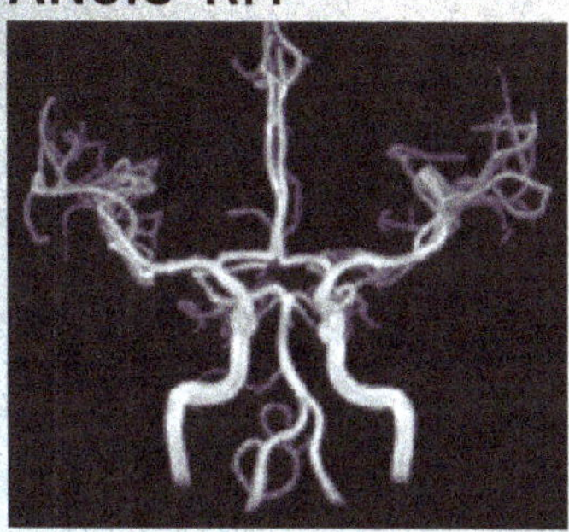

- Trombose venosa profunda (formação de coágulos) geralmente ocorre nos membros inferiores
- Aterosclerose (atrapalhando ou até mesmo bloqueando a passagem do sangue)
- Aneurisma (enfraquecimento da parede da artéria, que pode se romper)
- Estenose (estreitamento de um vaso sanguíneo)
- Isquemia cerebral (AVC)
- AVC hemorrágico (vaso sanguíneo se rompe, provocando hemorragia)
- Malformações nos vasos sanguíneos
- Dores de cabeça frequentes.

Colangio-RM

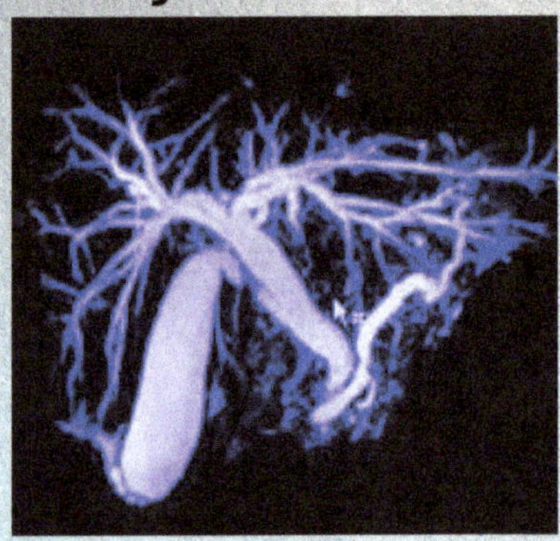

- Específico para a identificação de patologias das vias biliares e da vesícula biliar
- Avaliação de possíveis tumores
- Cálculos obstrutivos
- Avaliação de colangites
- Malformações.

RESSONÂNCIA MAGNÉTICA

- A ressonância magnética (RM) é recomendada quando a resolução de tecidos moles precisa ser alta e detalhada. Diante do exposto julgue os itens a seguir.

I Imagem vascular.
II Anormalidades hepáticas e do trato biliar.
III Massas nos órgãos reprodutivos femininos.
IV Fraturas.
V Infiltrado na medula óssea e metástases ósseas.

Assinale a alternativa correta.

A - Apenas os itens I e II estão certos.
B - Apenas os itens I,II, III e V estão certos.
C - Apenas os itens III, IV e V estão certos.
D - Apenas os itens IV e V estão certos.
E - Todos os itens estão certos. **(CORRETA)**

RESSONÂNCIA MAGNÉTICA

- O gadolínio é o agente de contraste mais usado nos exames de Ressonância Magnética. Diante dessa observação assinale a alternativa correta em relação ao uso desse contraste.

A - Agentes à base de gadolínio encurtam o tempo de relaxamento T1 e as lesões aparecem brilhantes (contrastadas), imagens ponderadas em T1 **(CORRETA)**

B - Agentes à base de gadolínio encurtam o tempo de relaxamento T2 e as lesões aparecem brilhantes (contrastadas)

C - Agentes à base de gadolínio encurtam o tempo de relaxamento T1 e T2 e as lesões aparecem brilhantes (contrastadas) nas imagens ponderadas em T1 e T2

D - Nenhuma das alternativas

RESSONÂNCIA MAGNÉTICA

- Em relação aos princípios básicos da Ressonância Magnética. Analise as alternativas e marque a opção correta.

I. A Ressonância Magnética é uma técnica de obtenção de imagens não invasiva, que utiliza radiações ionizantes.

II. São os principais componentes de um aparelho de RM: o Magneto principal, bobinas de gradiente, bobinas receptoras e transmissoras de radiofrequência, bem como o sistema de computadores e de processadores de imagem.

III. A imagem por RM é obtida por meio de um campo magnético (magneto) e de ondas de rádio, que serão reconstruídas matematicamente.

IV. Em um sistema de RM, os gradientes que codificam o sinal no plano de cortes são denominados: gradiente de fase e gradiente de frequência.

Assinale a alternativa correta.

A - As afirmativas I, II, III e IV estão incorretas.
B - Somente a afirmativa I está incorreta. (CORRETA)
C - As afirmativas II, III e IV estão incorretas.
D - Somente a afirmativa I, II e III estão incorretas.

RESSONÂNCIA MAGNÉTICA

- Em relação aos tipos de magnetos usados nos aparelhos de ressonância magnética, assinale a alternativa correta.

A - Magneto simples e magneto indutivo
B - Magneto resistivo, magnetos permanentes e magnetos supercondutores **(CORRETA)**
C - Magneto eletromecânico e magneto reativo
D - Magneto blindado, magneto perfilado
E - Magneto de alta performance

RESSONÂNCIA MAGNÉTICA

- Em relação a aquisição de imagens por ressonância magnética é possível afirmar:

(1) Imagens ponderadas em T1
(2) Imagens ponderadas em T2

Correlacione:

(1) Avalia a estrutura anatômica, as condições e dimensões teciduais.
(2) Avalia as condições patológicas e possíveis anormalidades estruturais
(2) Não apresenta a visualização do contraste se utilizado
(1) É utilizado nas sequências com a inserção do contraste a base de gadolínio

67

RESSONÂNCIA MAGNÉTICA

- A Imagem apresentada corresponde a qual exame:

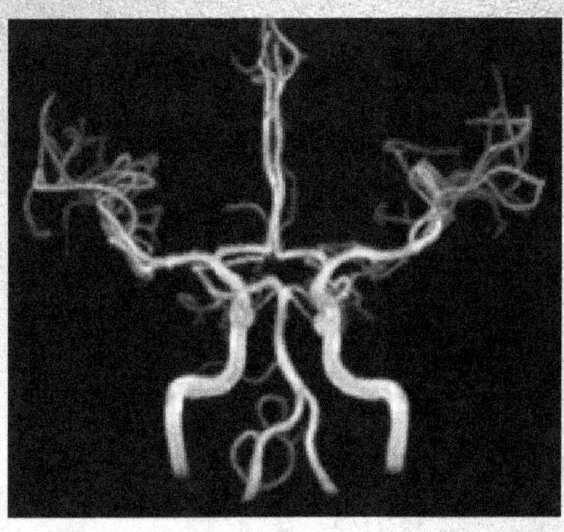

(A) Angio RM torácica

(B) Angio RM venosa do crânio

(C) Angio RM arterial do crânio (**CORRETA**)

(D) Angio RM das artérias ilíacas

RESSONÂNCIA MAGNÉTICA

- A Imagem apresentada corresponde a qual exame:

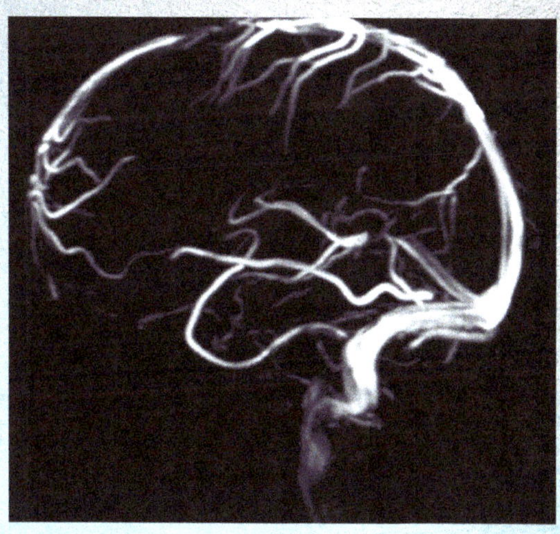

(A) Angio RM torácica

(B) Angio RM venosa do crânio **(CORRETA)**

(C) Angio RM arterial do crânio

(D) Angio RM das artérias ilíacas

RESSONÂNCIA MAGNÉTICA

- A Imagem apresentada corresponde a qual exame:

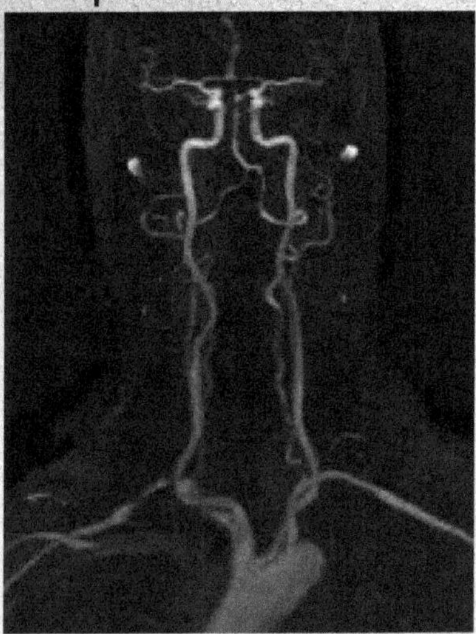

(A) Angio RM torácica

(B) Angio RM arterial de carótidas e vertebrais (CORRETA)

(C) Angio RM arterial do crânio

(D) Angio RM das artérias ilíacas

70
REFERÊNCIAS BIBLIOGRÁFICAS

ESTUDOS

- Manual de técnicas em ressonância magnética, 2ª edição. Autora Catherine westbrook. (Todos os assuntos).
- Ressonância Magnética - Aplicações Práticas, 5ª edição. Autores Catherine WESTBROOK, John TALBOT
- Articulações - Ressonância Magnética - Artroscopia - Anatomia Cirúrgica. Autor David W. Stoller
- Atlas de Anatomia Humana em Imagens
- James Weir
- https://www.msdmanuals.com
- https://www.tuasaude.com
- https://www.mdsaude.com
- https://telemedicinamorsch.com.br
- https://star.med.br
- https://www.msdmanuals.com
- https://cbr.org.br
- http://www.elaudos.com
- https://www.gov.br/ebserh
- https://www.mskrad.com.br
- http://www.imaginologia.com.br
- https://medilaudo.com.br
- https://www.einstein.br
- https://brasilescola.uol.com.br/biologia/anatomia-humana
- https://www.todamateria.com.br/o-que-e-anatomia-humana
- https://pt.khanacademy.org/science/health-and-medicine/human-anatomy-and-physiology